Silvia Mu

Aufstieg ins Herz

Die Zwölf-Strahlen-Essenzen

Haftung

Die Informationen dieses Buches sind nach bestem Wissen und Gewissen dargestellt. Sie ersetzen nicht die Betreuung durch einen Arzt, Heilpraktiker oder Psychotherapeuten, wenn Verdacht auf eine ernsthafte Gesundheitsstörung besteht. Weder Autorin noch Verlag übernehmen eine Haftung für Schäden irgendwelcher Art, die direkt oder indirekt aus der Anwendung des Inhalts dieses Buches entstehen könnten.

Bitte fordern Sie unser kostenloses Verlagsverzeichnis an:

Smaragd Verlag
In der Steubach 1
57614 Woldert (Ww.)
Tel.: 02684-97848-10
Fax: 02684-97848-20
E-Mail: info@smaragd-verlag.de
www.smaragd-verlag.de

Oder besuchen Sie uns im Internet unter der obigen Adresse.

Deutsche Erstausgabe: Juni 2011

Umschlaggestaltung: preData
Satz: preData
Printed in Czech Republic
ISBN 978-3-941363-42-7

Silvia Mutti

Aufstieg ins Herz

Die Zwölf-Strahlen-Essenzen

Smaragd Verlag

Über die Autorin

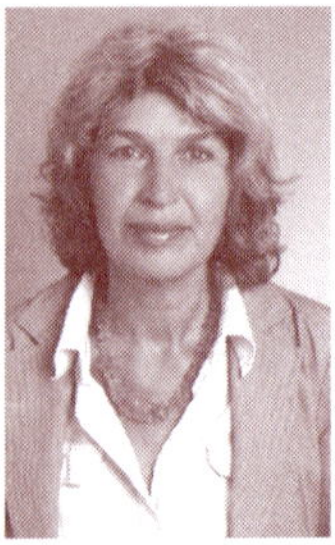

Seit 1985 arbeitet Silvia Mutti selbstständig auf spirituellem Gebiet. Lange Zeit gab sie Kurse über Bachblütentherapie und den Weg des Tarots und bildete sich gleichzeitig in Pranaheilung und Astrologie aus.
1992 bekam sie von der Geistigen Welt den Auftrag, Sternenessenzen herzustellen, wozu im Jahr 2000 im Smaragd Verlag ihr erstes Buch über diesen Essenzenweg erschien.
Heute begleitet sie Menschen auf ihrem Weg ins ICH BIN und gibt Wochenseminare auf der griechischen Insel Kos.

www.das-neue-goldene-zeitalter.net

Danksagung

Im Leben hier auf der Erde stehen wir immer wieder an Wegkreuzungen, bei denen wir oft nicht wissen, wie es weitergehen soll.

Und dann seid ihr da, liebe Meisterinnen und Meister, und helft uns. Ich weiß, dass es so ist.

Dann geht es weiter, und es öffnet sich ein neuer Weg. Und es ist nicht nur ein Weg, der sich zeigt, sondern er erweist sich als richtiger und wichtiger Weg.

Ich danke euch für eure Begleitung, ihr geistigen Wesen. Ihr alle arbeitet unermüdlich mit uns, damit es für uns Menschen weitergeht. Damit wir das erfüllen können, was in unserem Inneren geschrieben ist.

Wir brauchen euch. Eure Übersicht, eure Klarheit und euer Wissen. Euer unermüdliche Bemühen um uns tut uns gut. Mit hundertprozentiger Anteilnahme und Liebe, egal, was passiert, egal, was wir tun, egal, wie wir entscheiden.

Das gibt Hoffnung und Vertrauen auf eure Führung und die Geistige Welt.

Ich danke euch von ganzem Herzen!

Ich bin gerührt bis tief ins Herz hinein. Für die Unterstützung, die ich während des Schreibens dieses Buches bekommen habe. Immer wieder. Auch, dass ihr euch dem Rhythmus meines täglichen Lebens immer wieder neu angepasst habt und sofort zur Stelle wart, wenn es mit dem Schreiben an diesem Buch weiterging.

Es berührt mich tief im Herzen, und ich empfinde Freude, dass es so ist.

Ich fühle mich mit euch verbunden, und ich danke, ehre und lobpreise Gott in Allem-was-ist.

Danke!

Silvia Mutti

Inhalt

Vorwort

Seit längerer Zeit schon wird nach dem zweiten Buch gefragt – nun ist es da! Zu einer Zeit, in der es nicht mehr lange dauert, bis unsere Erde in die Fünfte Dimension aufsteigt

Wie beim ersten Buch ist es die Geistige Welt, die das Signal gegeben hat, dass die Zeit reif ist, wieder Neues zu bringen. Bemerkenswert dabei ist, dass beim Schreiben des ersten Buches der Sturm Lothar über Europa gefegt ist, was die Menschen dort sehr bewegt hat. Bei der Entstehung des zweiten Buches bewegen uns weltweite Erdbeben, Orkane und Überflutungen.

Das erste Buch ist im Jahre 2000 entstanden, in dem der große Übergang in das neue Jahrtausend stattgefunden hat. Nun rückt das Jahr 2012 näher, das die Übergangszeit zum neuen Goldenen Zeitalter einläutet.

Unsere Erde steht kurz vor dem großen und spektakulären Übergang in die Fünfte Dimension. Im Moment steckt sie noch in den Geburtswehen, aber nach dem Jahr 2012 hat sie es geschafft und ist in einer völlig neuen Schwingung.

Und wir? Wir wollen auch mit, indem wir in uns ebenfalls die neuen, hohen Schwingungen integrieren, die zurzeit auf unseren Planeten prasseln. Dann sind auch wir in dieser hochgepriesenen neuen Realität.

Vielverheißend und neu wird unser Leben im Goldenen Zeitalter sein, denn über diesen großen Übergang in die Fünfte Dimension entsteht ein neues Selbstbild.

Ja, man ist versucht zu sagen: Fast alles wird neu werden. Eine neue Form von Leben und eine neue Lebensart entstehen. Eine neue Welt wird um uns entstehen, denn wir Menschen werden in uns neu und lassen über dieses Neuwerden eine neuartige Welt entstehen. Wir erschaffen die neue Welt!

Der Prozess geht über uns. Werden wir echt, wahrhaftig und klar, sind wir auf dem besten Weg. Denn wer sich gefunden hat, ist klar, eindeutig, wahrhaftig sowie liebevoll, gerecht und sanftmütig. Diese Art Mensch braucht es, um eine neue Welt zu erschaffen.

Darum wurden uns von geistiger Seite nochmals Essenzen gegeben. Es sind wirksame Werkzeuge, die den gewaltigen Prozess in die neue Dimension für uns leichter und fließender gestalten. Die Essenzen der Aufgestiegenen Meister und von Jesus Sananda helfen uns, dass es schneller und einfacher geht.

Im ersten *Buch Kosmische Essenzen – Tore zum göttlichen ICH BIN* ging es darum, eingeweiht zu werden, dass wir nicht nur Menschen in einer Welt der Dritten Dimension, sondern auch geistige Wesen sind. Es war damals die Zeit, Menschen, die dabei waren, geistig zu erwachen, an die Hand zu nehmen und sie auf ihren Weg zu führen – den Weg ins Licht. Die Kosmischen Essenzen haben es möglich gemacht, Blockaden aus alter Vergangenheit schnell und leicht zu lösen und eine bessere Verbindung zur Geistigen Welt herzustellen. Durch die Bereinigung und Verarbeitung von Altem entstand eine neu gewonnene Feinstofflichkeit und Transparenz.

Essenzen geben Kraft, seelische Kraft. Die Gewähr ist somit groß, dass der Weg ins Licht gegangen wird und der nun aktuelle Aufstieg in die Fünfte Dimension auch zu schaffen ist. Alle Essenzen, seien sie vom ersten Buch oder von diesem, sind hilfreich, ein ganzheitliches Bewusstsein in sich aufzubauen. Die neuen Essenzen, die „himmlischen", stärken den göttlichen Kern in uns, geben ihm „Dünger", damit er voll erblühen kann und wir mehr und mehr aus ihm heraus leben können.

Denn die zurzeit laufenden Schwingungserhöhungen bis zum Jahr 2012 werden uns unendlich viel Neues bringen. Wir werden an diesen Schwingungen wachsen und innerlich wacher werden. Unsere Augen werden über die Dinge, die im Innen und Außen passieren, immer mehr geöffnet. Sie werden plötzlich klar sehen können. Wir werden sehend und begreifen: Die Wahrheit wird der Weg sein. Und die Liebe. Denn der Weg wird immer mehr ins Licht gehen.

Viele von uns meinen, sie seien bereits im Neuen angelangt. Und tatsächlich: Wir sind unterwegs, haben viel Altes verlassen und sind auf der Brücke zum Neuen. Wir sind nicht mehr im Alten, aber auch noch nicht im Neuen. Der Übergang in die Fünfte Dimension wird ein größerer sein.

Aber schon jetzt sind wir im Begriff, neu zu werden. Auf dem Weg ins Licht haben wir vieles gelernt, wie zum Beispiel loszulassen. Wir haben gelernt, alte Ufer zu verlassen. Auf dem Weg immer weiterzuschreiten, obwohl wir nicht wussten, wo er uns hinführen wird. Ja, das alles haben wir schon getan. Und darum sind wir innerlich bereits richtig eingestellt: in Bewegung, dem Ziel näher.

Aber welchem Ziel? Keiner weiß es. Keiner. Nur ganz vage Bilder steigen auf, denkt man an die neue Lebensart im Goldenen Zeitalter. Es ist noch nicht da. Es wird erst noch erschaffen. Von uns. Durch uns. Und was wichtig ist: In unserem Seelenplan sind die Pläne festgelegt, die wir dann zu gegebener Zeit umsetzen werden.

Jeder von uns trägt ein wichtiges Puzzlestück für das Neue Zeitalter in sich, das mit anderen gemeinsam zu einem wunderbaren, großartigen Gesamtbild zusammengefügt wird. Mit anderen Menschen, die im Bewusstsein der Fünften Dimension angekommen sind, entsteht so ein Bild von einer neuen Welt. Je mehr Menschen den Übergang schaffen werden, umso größer und umfangreicher wird dieses Bild werden. Durch dieses neue Weltbild wird eine neue Welt geboren. Durch, mit und wegen uns. Ja, so wird es sein. Wachsen wir hinein in eine für uns noch völlig unbekannte Realität.

☆☆☆☆☆

Einleitung

Bald ist es soweit. Unser Planet geht in die Fünfte Dimension. Dieser spektakuläre Übergang findet am 21.12.2012 statt. Das heißt für uns aber nicht, dass wir einfach so mit ihm in diese Fünfte Dimension hineinrutschen können. Es gibt für uns noch genügend Arbeit zu erledigen, sehen wir doch, welche Geburtswehen unser Planet zurzeit durchmacht.

Lassen wir einmal Revue passieren, was in letzter Zeit mit unserem Planeten passiert ist: Am 17. August 1987 war der große Moment, in dem unser Planet nach langer Zeit die Schwingung der Dritten Dimension verließ und in die Schwingung der Vierten Dimension hineinwuchs. Seit dieser Zeit geschah vieles, für ihn und für uns. Fünfundzwanzig Jahre lang durften und dürfen wir noch erfahren, dass auf der Erde nicht nur Materie ein Thema ist (Dritte Dimension), sondern auch Energie (Vierte Dimension). Von dieser Zeit an wuchsen wir aus einer langsam schwingenden Zeit heraus und in eine belebtere, unruhigere hinein, denn die Schwingungen wuchsen stetig.

Diese neuen, hohen Schwingungen kommen aus dem Kosmos. Sie wurden und werden über den Verlauf von rund zwanzig Jahren (ab dem Jahr 1992 bis zum Jahr 2012) in immer neuen Intervallen auf die Erde gesandt. Diese enormen Schwingungserhöhungen erreichen unsere Erde durch die Öffnungen der großen, kosmischen Tore. Insgesamt werden es in den Jahren von 1992 bis 2012 elf Stück sein. Jedes Tor stellt eine neue Stufe auf dem Weg der Entwicklung und der Transformation dar, und zwar für den Planeten sowie für uns Menschen.

Am 11. Januar 1992 ging das erste kosmische Tor auf, weil genügend Menschen von diesem Datum erfahren hatten und es ernstnahmen. Denn es hieß: Wenn 144.000 Menschen an diesem Tag zusammen meditieren oder sich geistig verbinden, geht dieses Tor auf. Und es ging auf! Das Thema dieses Tores war: „Wir sind alle Sternengeborene."

Von diesem Zeitpunkt an konnte – durch dieses Aufgehen – die Geistige Welt näher an uns herankommen, und wir wiederum konnten uns vermehrt mit ihr verbinden. Der Zweck dieses Zusammenrückens war, dass eine gemeinsame Arbeit möglich wurde, die dem Planeten und den Menschen zugute kommen sollte. Und so geschah es!

Das zweite Tor ging am 5.6.1993 auf und trug folgendes Thema in die Welt: die selbstlose und bedingungslose Liebe. Weitere folgten. Jetzt, 2010, stehen wir bereits im achten Tor mit dem Thema: die wahre Liebe.

Wichtig zu wissen ist, dass, wenn diese Tore einmal offen sind, sie von diesem Moment an immer offen bleiben werden, damit alle Menschen zeitlich unabhängig und individuell sie durchschreiten können. Dann nämlich, wenn für sie die Zeit reif ist, das Thema des jeweiligen Tores bearbeiten zu wollen. Nicht jedes Thema eines Tores ist für jeden Menschen gleichermaßen wichtig. Es gibt Tore, an deren Thema wir enorm zu arbeiten haben, andere wiederum betreffen uns nur in geringem Ausmaß. Aber was sicher ist: Alle elf Toröffnungen sind enorm stark in ihrer Energie und haben einen großen Einfluss auf die Welt und auf unsere Entwicklung, denn sie bilden die große Brücke von der Dritten zur Fünften Dimension.

Bei jeder Öffnung gibt es eine Ausschüttung neuer Energie, die für den Planeten und für uns Menschen eine große Stufe in der Schwingungserhöhung darstellt.

Ab und zu hört man von gewissen Sternentoren, die aufgehen. Das sind Zwischentore, durch die kleine Schwingungserhöhungen eingestrahlt werden. Diese sind nicht gemeint, wenn man von den elf kosmischen Toren spricht. Nur die Öffnung dieser kosmischen Tore ermöglicht die großen Schwingungserhöhungen, die der Planet erlebt und noch erleben wird.

In der Zeit, in der sich ein neues Tor öffnet, geschehen oft wichtige oder auch außergewöhnliche Dinge, denn eine neue Energie zeigt sich, kommt plötzlich auf unsere Erde, und die vorhandene Grundenergie verändert sich. Dadurch können alte Themen abgeschlossen werden oder verlieren an Kraft, denn die hinzugekommene Energie zieht ab diesem Zeitpunkt in eine neue Richtung. Das hat zur Folge, dass es auch in unserem Leben in neue Richtungen geht und neue Themen eröffnet werden.

Der Blick fällt also auf Neues. Und es kommt Neues. Das hat zur Folge, dass wir über diese immer höheren Schwingungen in der Lage sind, immer tiefer zu uns zu kommen. Das heißt: Mit jeder neuen Toröffnung können wir zu einem neuen, inneren Bewusstsein gelangen. Die neuen und hohen Schwingungen stoßen in unserem Unterbewusstsein gelagerte Informationen früherer Existenzen in unser Bewusstsein.

Höhere Schwingungen machen es möglich, mit dem Bewusstsein immer mehr zurück in frühere Leben zu gelangen. Neue Welten können sich so auftun. Dadurch können sich tiefliegende Blockaden aus einer solchen Zeit zeigen, aber auch Talente und Fähigkeiten. Die Bewusstwerdung, wer wir wirklich sind, wird somit um einiges größer. Wir bekommen Zugriff zu Fähigkeiten, die in uns vorher geschlummert haben.

Dadurch erweitert sich unser Bewusstsein, so wir den Weg gehen. Durch die neuen Schwingungen lernen wir uns nochmals neu und umfassender kennen. Sie bringen uns in die Zukunft, zeigen uns aber auch die Vergangenheit auf, denn durch die aufbrechenden Themen werden uns neue Aspekte unseres Seins eröffnet.

☆☆☆☆☆

Das achte Tor

Durch die Schwingungsebene des achten Tores sind wir zur Thematik von Atlantis vorgerückt. Atlantis kann jetzt in uns aufgedeckt werden. Für viele von uns, die damals dabei waren, ist dieses Thema aber eher ein Tabu, denn in der Endzeit, am Schluss der Ära, passierten schreckliche Dinge. Das Ende und der Untergang von Atlantis hinterließen bei den damals Betroffenen viele Schocks und Traumen.

Also möchte man diese alte Geschichte vergessen, doch dieses Thema scheint für die Menschheit von größter Wichtigkeit zu sein, denn die Zeit, in der wir jetzt sind, hat viel mit der von Atlantis zu tun. Es ist vielleicht nicht klar ersichtlich, aber die Themen aus der Zeit von Atlantis sind bereits voll im Gange.

Das neunte Tor wurde am 25. Oktober 2010 geöffnet. Die Tore zehn und elf sind noch nicht offen, was aber bis Ende des Jahres 2012 geschehen sein wird. Noch weiß man nicht, wann genau diese restlichen Tore aufgehen und welche Energien durch sie auf die Welt einströmen werden – und damit auch in unser Leben.

Von geistiger Seite wird sehr betont, dass die Energien des achten Tores auf unserem Transformationsweg nicht übersprungen werden sollen. Das Thema dieses Tores sei das wichtigste in Bezug auf den Aufstieg, außer dem Thema des ersten Tores im Jahr 1992, das den intensiven Weg mit der Geistigen Welt überhaupt erst möglich machte.

Das achte Tor wurde in zwei verschiedenen Etappen geöffnet. Eineinhalb Jahre lagen dazwischen. Es brauchte zwei Öffnungen, damit die überaus intensiven Energien dieses Tores etwas gestaffelter auf die Erde einströmen konnten, denn sie sind von wirklich heftiger Natur, fordern von uns viel und sind dadurch für uns Menschen nicht einfach zu handhaben. Vieles bricht nun auf oder gar zusammen. Die Entwicklung in uns geht tief, ja, unergründlich tief, wie es keine vorangegangenen Energien fertiggebracht haben.

Bereits bei der ersten Öffnung dieses achten Tores kamen recht schwierige Themen hoch. Die Herausforderungen wurden mit einem Mal größer als bisher, was im Außen klar zu erkennen war. Aber auch in unserem Inneren rumorte es.

Das große Thema und Losungswort vom achten Tor ist: loslassen, loslassen, loslassen. Viele von uns kamen an einen Punkt, an dem sie merkten, dass sie ihr Leben so nicht weiterführen konnten. Oder es gab eine Wende in ihrem Leben, mit der sie nie gerechnet hätten. Unter Umständen in einem Bereich, in dem sie sich bis dahin sicher gefühlt hatten. Aber offenbar ist auch an sogenannten sicheren Orten für viele Menschen der Weg nun zu Ende. Die Energien der Umwandlung vom achten Tor fordern uns heraus, auf unserem Weg weiterzugehen.

Dabei dachten wir, wir wären schon im Neuen angekommen und hätten das erreicht, was wir wirklich wollten. Dem ist nicht so! Wenn wir weitergehen und Altes loslassen, werden wir erkennen, dass Platz frei wird für etwas, das für uns noch wichtiger werden wird. Es lässt sich entdecken, wenn wir uns trauen, Altes loszulassen. Aber zuerst stehen wir vielleicht im absoluten Nichts, und das kann ängstigen.

Wir Menschen können durch einschneidende Veränderungen im Leben sehr wach werden. Dadurch sehen wir das bisherige Leben und auch uns in einem neuen Licht. Da eine solche Wende eine Neuorientierung von uns erfordert, erinnern wir uns plötzlich an Qualitäten, die wir zwar noch in uns tragen, bis jetzt aber noch nicht realisiert und ausgelebt haben, und stoßen dabei auf noch unerfüllte Wünsche, die noch auf unserer Seelenliste stehen. Wenn nicht die kleine oder große „Katastrophe" über uns hereingebrochen wäre, hätten wir sie glatt vergessen.

Die Zeit ist nun angebrochen, in Neues zu gehen. Wieder stellt sich die Frage: Wer bin ich eigentlich, und was will ich? Denn nun wird Platz frei. Ein Neuanfang wird von uns urplötzlich gefordert, entweder aus einem Druck von innen heraus oder von außen. Die Chance ist für alle da, vieles loszulassen, um Neues, Phantastisches, erringen zu können. Es wird uns zufließen, wenn wir im Vertrauen sind. Denkt daran, in Krisenzeiten sind wir niemals allein, sondern werden besonders gut von der geistigen Seite begleitet. Aber es gilt, sich zuerst beide Hände leeren zu lassen, damit sie neu aufgefüllt werden können.

Die Frage stellt sich: Was wollen wir vom Leben? Die größten Veränderungen passieren im Leben oft nur durch eine Krise. Diese bringt uns weiter, denn über eine Krise werden wir wachgerüttelt. Die Frage kommt auf, welcher Weg für uns noch stimmt.

Wenn wir aktiv werden, kommen wir in die Kraft. Die Herausforderung ist heute, aus einem alten Opferverhalten herauszufinden, um in die eigene Schöpferkraft zu gelangen. Denn wenn wir uns als Opfer fühlen, werden wir schwach. Das Bild vom Opfer ist nicht wirklich real, es ist immer auf dem Boden einer Illusion gewachsen. Wir sind es selbst, die sich zum Opfer machen. Es ist reine Ansichtssache, wie wir dem Leben gegenüberstehen und wie wir es sehen. Heutzutage ist unsere Schöpferkraft gefragt.

Die Themen Opfer und Täter gehören ebenfalls zum achten Tor.

Es wird weltweit vieles aufgedeckt, viele Wahrheiten kommen dadurch zutage. Nichts bleibt mehr verborgen. Das sind die neuen Energien, die uns Menschen helfen, aus vielen Illusionen herauszuwachsen, und uns die Augen öffnen, um hinter den Vorhang der Illusionen schauen zu können.

Ein wichtiges Thema ist nun auch, wachsam gegenüber allen Energien zu werden. Denn gleichzeitig zu den lichtvollen Schwingungsschüben des achten Tores strömten neue und starke negative Energien ein, wie wir sie bis jetzt noch nicht kannten. Plötzlich waren sie da, auch in unserem Leben!

Die neuen Themen und Herausforderungen des achten Tores wurden vielen Menschen zu viel, und sie stoppten auf ihrem Weg. Sie schritten nicht weiter, sondern flüchteten aus Furcht in ihr Ego.

Für die Menschen bedeutet es auch eine enorme Herausforderung, in ihre volle Kraft zu gehen. Aber diese

Haltung ist jetzt wichtig, um den neuen, großen Herausforderungen des Lebens die Stirn bieten zu können.

Bei der zweiten Öffnung des achten Tores ging es innerlich sehr tief. Darum kamen plötzlich Ängste zutage oder Depressionen und andere unerklärliche Gefühle. Die Seele ließ einiges los. Auch ging es um alte Schocksituationen oder Traumen. Es zeigten sich uralte Charakterstrukturen. Chaos herrschte!

Wie gesagt, für viele von uns war der Boden unter den Füßen nicht mehr stabil, sondern er bebte. Schon bei der ersten Öffnung des Tores wurde gesagt, dass es nun um das Aufräumen des „inneren Kellers“ ginge, also Tiefes in uns aufgelöst werden sollte. Dabei ging es um tiefliegende Energien und noch Unbewusstes, das über die neuen Energien nun aufbrechen kann und verarbeitet werden will.

Auch alte Ängste sollen nun verschwinden. So tief in sich hinein haben die wenigsten von uns bisher schauen können, es ist eine eher unbekannte Tiefe, die sich zeigt.

Solch ein Prozess kann auch Angst machen. Aber wie alles andere auf dieser Welt, gibt es auch hier eine Kehrseite der Medaille: Wir können nun großflächig aufräumen! Wenn wir mit solch tiefliegenden Energien in Kontakt kommen und sie annehmen, bringen sie uns in der Entwicklung sehr weit. Dazu macht sich eine neue, große Erkenntnis in uns breit, und wir finden tief zu uns selbst.

Denken wir an die berühmten Schalen der Zwiebel, die wir auf dem Weg der Transformation in uns abbauen sollen. Die Energien des achten Tores sind dafür als das größte Geschenk zu betrachten, das wir erhalten können.

Genau durch die durchdringenden Energien dieses achten Tores, die alles ans Tageslicht bringen, was noch im „tiefsten Keller“ in uns lagert, werden sie uns gebracht. Eines ist sicher – und auf das warten wir innerlich alle –, dass in der Tiefe in uns eine Schatzkiste liegt, die auf uns wartet und entdeckt werden will. Und sie wird da sein, im Inneren bestückt mit den tollsten Geschenken, die für unser spirituelles Weiterkommen von ungeheurem Wert sind.

Auf genau solche Begebenheiten wartet unsere Seele, darum sind nun eher unruhige Zeiten angebrochen, um uns zu wecken. Diese Geschenke, die auf uns warten, suchten wir bewusst oder unbewusst ein Leben lang, weil sie uns eine völlig neue Welt sowie ein neues Selbstbewusstsein eröffnen werden.

Der Kern des achten Tores ist in Atlantis zu finden. Gehen wir durch diese Tiefe, die sich zeigt, finden wir Zugang zu einer Existenz, in der wir groß und stark waren und auch sehr geschickt im Umgang mit spirituellen Dingen. Wir lebten in der Zeit von Atlantis sehr spirituell. In der höchsten Blüte dieser Ära näherten wir uns der Schwingungsebene der Neunten Dimension beziehungsweise haben sogar in dieser hohen Schwingung gelebt.

Tief war dann der Fall in der vielbesagten Endzeit, wodurch der Mensch in eine solch tiefe Schwingungsebene kam, dass er den Zugang zum Geistigen verlor. Dadurch wurde er zusehends unsicherer und orientierungslos auf seinem Weg. Er verlor die Wurzeln seiner Spiritualität und wurde dadurch manipulierbar.

Der Schlusspunkt dieser Endzeit war wirklich chaotisch. Die damals wirkenden Meister und die Hohepriesterschaft, die von geistiger Seite auserwählt waren, für die Menschen führend zu wirken, hatten lange Zeit für die kosmische Ordnung auf Atlantis gesorgt. Am Ende einer langen, wunderbaren Ära aber kam ihr Sturz. Die Endzeit kündigte sich an, denn diese wunderbaren Wesen wurden plötzlich infrage gestellt. Die Negativität wuchs immer mehr an. Es kam so weit, dass sie durch „falsche" Meister verdrängt wurden, die sich selbst erkoren hatten. Diese stürmten dann die Throne und zerstörten ihre Tempel.

Sie kopierten die Lehren der echten Meister und der Hohepriesterschaft und änderten diese noch etwas ab, damit sie einen eigenen Anstrich bekamen. Jeder gab bei seiner angebotenen Lehre an seine Schüler noch sein eigenes geistiges „Parfüm" dazu, oder er ließ bewusst etwas von den ursprünglichen Lehren weg. Er lehrte nach eigenem Gutdünken. So wurde das ursprüngliche reine und geistige Wissen dieser Zeit verändert. Konkurrenzverhalten und Machtkampf waren die Folge.

Die vielen Strömungen der heutigen Zeit auf spirituellem Gebiet führen darauf zurück.

Sie wollten sich bewusst von den damaligen Hohepriestern und Hohepriesterinnen unterscheiden. Diese lehrten immer in sehr hellen Räumen und waren ausnahmslos in Weiß gekleidet. Die Imitatoren wollten es um keinen Preis mehr so handhaben, also kleideten sie sich in ihrer eigenen Farbe. Plötzlich gab es Gruppen, die in Braun, Grau, Beige, Rot oder gar in Schwarz gingen. Alle trugen sie

Umhänge mit Kapuzen. An der jeweiligen Farbe konnte man erkennen, welche Menschen zu welchen Gruppen gehörten.

Es war eine sehr unruhige Zeit damals, so kurz vor dem Ende. Jedem Einzelnen wurde nahegelegt, sich mit einer solchen Gruppe zu verbinden. Alleine dazustehen war zu gefährlich geworden, wütete doch auf dieser einstmaligen Lichtinsel am Schluss vor allem das Faustrecht. So bekannten sich viele Verunsicherte zu irgendeiner Gruppe, meist widerwillig oder aus Angst. Aus diesen Gruppenbewegungen resultierten in späteren Zeitepochen viele unterschiedliche geistige Zirkel und Geheimlogen.

Dadurch entstand auf Atlantis eine große Spaltung im Geistigen. Jeder von diesen Gruppenführern bildete sich ein, er wüsste besser als alle anderen, worum es im Leben wirklich ging.

Zuvor aber, in der guten Zeit in Atlantis, war das geistige Gut offen für jeden Menschen, der sich dafür interessierte, und es war einheitlich, weil klar und rein. Die Meister und die Hohepriesterschaft arbeiteten miteinander, waren verbunden in immer wiederkehrendem Kontakt zueinander. Es gab keinen Konkurrenzkampf, da jeder von ihnen einzigartig war und sein eigenes Betätigungsfeld hatte, je nach Eigenschaften und Talenten. Zudem ließen sie sich geistig führen und lebten nach der Bestimmung von oben.

Die neuen, selbsternannten Meister bestimmten sich selbst. Die Menschen aber in der Endzeit suchten Halt in der großen Unsicherheit, die sich immer mehr ausbreitete.

Die große Unsicherheit entstand ursprünglich, weil die Wissenschaftler, die auf Atlantis sehr angesehen waren, ihre neuesten Erkenntnisse und die daraus entstehenden Produkte nicht länger der Hohepriesterschaft zugängig machen wollten. Die Zeit davor hatten sie das so praktiziert, um durch die starke geistige Verbindung der Hohepriester zum Göttlichen deren Segen für ihre immer noch weiterreichenden, neuen Erfindungen zu bekommen.

Lange Zeit fand zwischen den Wissenschaftlern, den Meistern und der Hohepriesterschaft diese Zusammenarbeit statt und funktionierte gut. Alle neuen Erkenntnisse der Wissenschaft wurden den Hohepriestern vorgeführt, damit diese entscheiden konnten, ob es dem Sinn der göttlichen Welt entsprach und im Sinn der kosmischen Regeln war. Das ging eine lange Zeit gut, und es gab durch diese Zusammenarbeit einen großen und hohen Entwicklungsstandard und viel Segen auf der Insel. Die Technologien wurden immer noch zum Wohl der Menschen weiterentwickelt, und die Menschen erklommen Dimension um Dimension, die bis zur neunten reichte. Eine enorm hohe Schwingungsebene wurde in der Hochblüte von Atlantis erreicht, was die natürliche Folge hatte, dass alle Menschen sehr spirituell lebten. Sie lebten so bewusst im Einklang mit der göttlichen Welt, wie es vorher und nachher nie mehr auf der Erde der Fall war.

Plötzlich wurden die Wissenschaftlern aber überdrüssig, ihre neuesten Erkenntnisse immer zur Begutachtung vorlegen zu müssen. Sie waren sich sicher, richtig zu handeln und wollten keine Absicherungen von geistiger Seite mehr. Also arbeiteten sie ab dieser Zeit selbstständig.

Diese vollzogene Abgrenzung war für das weitere Wohl der Menschen auf Atlantis aber gefährlich, und das aus folgendem Grund: Wissenschaftler und Hohepriester beschritten völlig unterschiedliche Wege (das ist auch heue noch so). Wenn diese zwei Wege sich miteinander verwebten, konnten großartige Dinge entstehen.

Aber dann wurden diese beiden Wege getrennt, was zu einer Kluft führte, die sich immer mehr ausweitete und schließlich in einer großen Spaltung endete.

All dies zeigt sich heute auch wieder. Der Weg der Evolution knüpft immer wieder genau dort an, wo der Prozess in der Vergangenheit aufgehört hat.

Atlantis ist wieder aufgestiegen und zeigt sich zuerst einmal von einer schwierigen Seite. Damit dieses Karma in der heutigen Zeit aufgearbeitet werden kann, müssen die Themen von damals noch einmal ans Tageslicht kommen. So sind heute wieder viele verschiedene Strömungen da und Machenschaften am Werk, deren Wurzeln in der Zeit von Atlantis zu finden sind. Und die Menschen heute sind dadurch erneut hin und her gerissen, so wie damals.

Übrigens ist das große Wissen von Atlantis – nicht alles, aber sehr viel –, das noch zu retten war, in der Endzeit mit dem „großen Schiff" über das Meer nach Ägypten transportiert worden. Auf diesem Schiff waren hochentwickelte, lichtvolle Wesen der Hohepriesterschaft sowie Meister und Meisterinnen anwesend, die sich in der Endphase so vor dem Untergang retten konnten. Viele von ihnen sind jetzt aufgestiegen und geben uns in der heutigen wichtigen Zeit ihre Strahlenenergie in Form von Essenzen.

In Ägypten wurde das alte Wissen von Atlantis weiter verwahrt und vieles nach dem Vorbild von Atlantis neu aufgebaut.

Seit der achten Toröffnung nun kommen viele Themen aus dieser Zeit auf uns zu. Sie sind im Außen zu finden, aber auch in unserem Inneren wird die Erinnerung an diese Zeit geweckt. So können in uns vage und undefinierbare Bilder auftauchen, die von tief unten stammen und nicht eingeordnet werden können. Es sind vielleicht Bilder von Angst und Panik. Oder alte, undefinierbare Gefühle steigen hoch, Gefühle von Schuld und Opfer oder von einem Ausgeliefertsein.

Zuletzt ist Atlantis schließlich untergegangen. Die Elemente tobten, Feuer, Wasser und Stürme zerstörten alles. Die Menschen hatten keine Möglichkeit, auf dieser großen, einst im Licht strahlenden Insel zu überleben. Alle kamen durch den Untergang um. Alle – Opfer und Täter.

Und das ist ein großes kollektives Thema. Jetzt ist die Zeit reif, in der es aufgelöst werden kann. Deshalb können Bilder in uns aufsteigen oder sich seltsame, undefinierbare Gefühle und Zustände in uns zeigen, die wir vorher nicht wahrgenommen haben.

Viele Menschen und Lichtarbeiter sind nicht zuletzt in der heutigen Zeit inkarniert, um den Schock und das Trauma aus dieser Zeit in sich aufzuarbeiten und zu erlösen. So kann die Endzeit auf Atlantis jetzt seelisch verdaut werden. Die Zeit ist da, und unsere Seelen sind reif dafür.

Da das Thema Atlantis ein kollektives ist, kann sich

dieses in einer Gruppenkonstellation zeigen. Dann werden die Teilnehmer einer solchen Gruppe eigens zu diesem Zweck von geistiger Seite zusammengeführt, damit dieses Thema klar an die Oberfläche kommen kann und Schocks und Traumen in der Gruppenenergie aufgelöst werden können. Es kann für einen Betroffenen so um einiges einfacher sein, sich mit dem Thema Atlantis zu beschäftigen.

Der Dank dieser Auflösungsarbeit wird sein, dass die helle, wunderbare Seite von Atlantis in uns wieder neu zum Tragen kommt. Wir wachsen dann in eine bis dahin unbekannte Größe hinein und erwachen im alten Bewusstsein von Atlantis, in dem wir sehr spirituell gehandelt und gelebt haben. Unsere größten Talente und Begabungen spiritueller Art haben wir in dieser Ära gelebt, und wir tragen sie immer noch in uns tief verborgen.

Zu diesem eher schwierigen Thema ist noch eine schöne Botschaft zu vermelden: Seelen finden sich jetzt wieder, die zusammengehören. Das ist schön und einmalig. Sind wir doch viele Jahre mehr oder weniger alleine durchs Leben gewandert. So ist es für unsere Seelen nun wichtig, zu den Menschen gehören zu dürfen, die wir von früher kennen.

Die Seelenfamilie, die zusammengehört, darf sich nun wiederfinden und vereinen. Der Alleinkämpfer scheint allmählich auszusterben. Wir werden jetzt frei für eine neue Zukunft, in der ein gemeinsames Werk möglich wird. Packen wir es an!

Das Goldene Zeitalter von Atlantis steht in direktem

Zusammenhang mit der Fünften Dimension – dem neuen Goldenen Zeitalter, und bildet einen wichtigen Boden dazu. Neue Werte, die in Atlantis in der guten Zeit stark vertreten waren und nach denen vor dem Untergang gelebt wurde, werden wieder neu erwachen und gefragt sein. Atlantis wird durch unsere Erinnerung auferstehen. Die Menschen werden sich immer mehr erinnern, wer sie in dieser Zeit waren und was sie damals gemacht haben.

Nach diesem inneren Aufleben werden wir in unserem Bewusstsein dann noch weiter zurückgehen können – in die Zeit von Lemurien. Dieses Thema wird erweckt durch die noch neu einströmenden Energien der restlichen kosmischen Tore.

Aber bitte, auf dem Weg nichts überspringen! Sehr wichtig ist, dass bei jedem Betroffenen zuerst das Thema Atlantis bearbeitet wird.

Es wird Menschen geben, die sich nicht betroffen fühlen, wenn sie von der Endzeit auf Atlantis hören. Dann waren sie vielleicht damals nicht dabei. Trotzdem ist es für sie von großer Wichtigkeit, davon zu wissen oder zu hören, weil die heutige und die kommende Zeit sehr stark von Atlantis geprägt sind und es noch viele Jahre sein werden.

Diese Menschen spüren keine eigenen Blockaden gegenüber diesen schwierigen Themen und fühlen sich ihnen gegenüber dadurch unbelastet. Das ist gut so. So sind sie vielen anderen, die es in der heutigen Zeit schwerer haben, eine gute Stütze. Und trotzdem ist es wichtig, dass sie in dieses Thema „eingeweiht“ sind. Auch sie wissen dadurch, worum es in erster Linie beim großen Übergang in die Fünfte Dimension gehen wird.

Schock oder Traumen kann es durch die große Wanderschaft auf dem Inkarnationsweg immer wieder geben. Auch jetzt passieren leider auf der Erde erneut solche psychischen Zustände, denkt man an die Betroffenen der laufenden Katastrophen. Diese Menschen erleben jetzt eine Art von Untergang, im Chaos und im Überlebenskampf.

Auch in anderen alten Kulturen gab es immer wieder Situationen, in denen bei Menschen Schocks oder Traumen entstanden. Einmal kommt die Zeit, und für viele ist diese jetzt, dass sie alle diese tiefen, unerlösten Energien transformieren. Das geschieht, indem sie sie innerlich zulassen. Es kann sein, dass sie sich plötzlich von einer Situation betroffen fühlen, ausgelöst von außen, wodurch dann solche Energien in ihnen geweckt werden und auftauchen.

Viele der Lichtarbeiter oder spirituellen Führer, also jene, die heute mit dem Licht arbeiten, waren damals mit in Atlantis. Diese Epoche war so einmalig gut für ein spirituelles Wachstum, dass damals viele Seelen inkarnierten, um diese hohe spirituelle Kultur mitzuerleben. Die hohe Dimension des Lichts und der Erkenntnis war einmalig, man konnte Praktiken und Wissen erlernen, die nur zu jener Zeit auf der Erde möglich waren. Also spricht dieses Thema die spirituellen Menschen heute besonders an, die damals dabei waren, um sich von dieser Endzeit zu erlösen. Es wird der Prüfstein für sie sein, den Aufstieg in die Fünfte Dimension zu vollziehen.

Auch der heutige übermäßige Anspruch auf Perfektion stammt aus dieser Zeit. War doch damals alles so stimmig, schön und im Einklang. Mit der Zeit gaben sich die Menschen aber nicht mehr mit dem Vorhandenen zufrieden, sondern wollten mehr. Alles sollte noch besser und schöner werden, sodass sie begannen, die Natur, die gegeben war, zu verändern und auf vielen Gebieten immer mehr selbst Gott zu spielen, den sie vorher gepriesen und gehuldigt hatten.

Schauen wir auf die heutige Zeit. Es wiederholt sich alles! Viele Menschen begnügen sich nicht mehr mit ihrer natürlichen Schönheit, die sie in dieses Leben mitgebracht haben. Nein, man will sich noch schöner machen. Oder es wird in einen natürlichen Ablauf der Natur eingegriffen. Es wird verändert nach Gutdünken der Menschen und der Natur ins Handwerk gepfuscht – wie einst in Atlantis.

Schauen wir einmal genauer auf die Technik, die es heute gibt. Die Welt wird dadurch immer unnatürlicher, und der Mensch in dieser Technik auch. Zudem sind in diesen Geräten viele tief schwingende Energien gelagert, zum Teil auch negative Energien in einem Gerät „versteckt“, die sich über dieses dann auf den Menschen übertragen. Es ist ein Kampf zwischen dem Licht und dem Dunklen.

Mit solchen tief schwingenden Energien ist es schwierig, in eine höhere Schwingungswelt aufzusteigen, man fällt eher zurück in die Schwingungen der Dritten Dimension. Die Technik kann auf einen Aufstieg sehr behindernd wirken. Vieles der heutigen Technik stammt aus dem Bewusstsein der negativen Außerirdischen, die zuletzt in der

Endzeit die absolute Herrschaft über Atlantis besaßen und dieses letztendlich auch zu Fall brachten. Mit dem Medium der Technik versuchen sie auch heute, auf die Menschen Einfluss auszuüben.

Technik an und für sich ist nicht schlecht, sie wird im Neuen Zeitalter auch vertreten sein, ja, sogar sehr stark, aber von der Energie her nicht mehr belastend wirken. In der heutigen Zeit kommen viele Jugendliche durch die Technik in die Fänge von negativen Schwingungen. Man tut gut daran, diese jungen Menschen darüber aufzuklären. Sie können dann für sich entscheiden, wie sie mit dieser Technik umgehen wollen. Auch die Seele dieser jungen Menschen weiß viel mehr, als wir annehmen, und auch sie tragen einen Seelenplan in sich, den sie in dieser Inkarnation verwirklichen wollen.

Aber sie sind sehr gefährdet, tragen doch viele von ihnen großen Pläne der Zukunft in sich, die fast nur noch auf das Neue Zeitalter ausgerichtet sind. Und es gibt, wie gesagt, Kräfte auf dieser Erde, die den Aufstieg der Menschheit unbedingt verhindern wollen. Diese negative außerirdische Energie ist seit der Öffnung des achten Tores enorm im Vormarsch.

Atlantis ist wieder aufgestiegen, zuerst einmal in einer schwierigeren Form. Bemeistern wir diese großen Herausforderungen und fallen nicht in die vielen, uns zurzeit angebotenen Illusionswelten hinein, dann kann Atlantis in seinem hellen, strahlenden Licht aufsteigen. Öffnen wir die Augen, und schauen wir hin!

Sicher ist, dass die restlichen Jahre bis zum magischen Jahr 2012 von einer großen Schwingungserhöhung geprägt sein werden. Das heißt, was heute stimmig ist in unserem Leben, kann nächstes Jahr schon wieder überholt sein. In dieser Zeit wird jedes Jahr noch schneller vorübergehen. Denn höhere Schwingungen bedeuten ein erhöhtes Zeitgefühl.

Wenn die Erde in der Schwingungsebene der Fünften Dimension angekommen ist, wird sich alles etwas beruhigen. Sie hat es dann geschafft, denn ihre Geburt ist gelungen. Sie ist dann dort angelangt, wo Gottes Plan hin wollte.

Aber wir? Wo sind wir? Wir leben ja auch auf diesem Planeten. Ja, wir sind herausgefordert, auch dorthin zu kommen. Dort, wo dann Mutter Erde ist. Wenn wir auf dieser wunderbaren Erde bleiben wollen, wird es nur diesen Weg geben – ihr zu folgen.

Aber was ist das für ein Weg, der zu diesem Ziel führen wird? Neben den wichtigen Themen der elf Tore, die große Wegweiser für die bevorstehende Veränderung darstellen, gibt es eine relativ einfache Erklärung: Wir werden im Herzen angekommen sein. Das heißt: Wir haben unseren Solarplexus gereinigt und gesäubert, der ja sehr mit dem Ego verbunden ist: Diese Ebene ist transformiert, und die unteren Chakren sind ebenfalls von den Blockaden der Vergangenheit befreit worden. Sie schwingen nun klar und rein, ebenso das Halschakra. Wir haben die wahre Mitte in uns gefunden, durch einen geglückten Ausgleich zwischen Kopf und Bauch. Wir sind im Herzen angekommen, dort, wo die eigentliche Mitte des Menschen ist. Dort, wo das wahre Gold in uns liegt.

Die Intelligenz des Herzens darf sich so entfalten. Dadurch wird ein neuartiges Leben mit einem neuen Lebensgefühl entstehen. Aus dem Herzen leben, aus dem Herzen heraus handeln, aus dem Herzen heraus sprechen, im Herzen denken, aus dem Herzen leben und sein. Das Herz wird siegen, und damit die Liebe!

Nicht alle Menschen wollen diesen Weg gehen. Heute stehen wir an einer großen Weggabelung, und jeder von uns darf wählen, was er vom Leben möchte und welchen Weg er gehen will. Es gibt Menschen auf diesem Planeten, denen etwas anderes wichtiger sein wird, als den Aufstieg ins Herz zu machen. Das hat alles einen Sinn und ist auch in Ordnung so. Wir leben in absoluter Freiheit, von geistiger Seite aus gesehen. Was wir mit unserem Leben machen wollen, liegt in unseren Händen. Der Mensch muss durch alle für ihn wichtigen Stationen dieses irdischen Lebens gehen können. Und das braucht Zeit. Auch genug Materielles zu bekommen, scheint für die gesamte Menschheit sehr wichtig zu sein, denn es gibt so viel Schönes und Gutes auf dieser Welt. Das irdische Leben soll wirklich gelebt werden. Nur so wird die Seele reif und sucht dann, wenn es Zeit ist, nach dem Geistigen.

Trotzdem: Jeder, der den Weg ins Herz gehen wird, zählt. Hat doch seinerzeit Jesus Christus gesagt: Es werden nicht ganz zweitausend Jahre vergehen, dann werden viele das tun, was ich jetzt tue, und noch vieles mehr. Diese Zeit ist jetzt. Er meinte diesen großen Dimensionswechsel, in dem wir nun stehen. Und damit hat er uns angesprochen, die vielen Menschen und Lichtarbeiter. Wir, die mithelfen wollen, unseren Planeten zu reinigen und zu heilen, und damit auch uns selbst. Alle, die zurzeit rund um den Planeten immer wieder Gutes tun.

Der Übergang von der Dritten in die Fünfte Dimension wird ein großer sein. Es genügt nicht, nur davon zu wissen. Wir müssen diesen Weg gehen. Es ist ein langer Weg, und wir durchlaufen viele Stationen, die nach relativ kurzer Zeit schon wieder nicht mehr als stimmig erachtet werden. Aber in diesen Stationen sind Möglichkeiten vorhanden, etwas noch ganz zu Ende zu bringen oder etwas noch fertig zu lernen. Auch soll manches, was notwendig ist, aufgelöst werden können, und darum sind es wichtige Stationen, die uns gegeben werden, auch wenn wir nicht lange in einer solchen bleiben. Aber denkt einmal: Alles darf und kann jetzt aufgelöst werden, auch frühere Leben. Das bedeutet für uns Freiheit, ganze Freiheit. Noch offene Kreise können so geschlossen werden.

Ein solcher Weg hat viel mit Loslassen und Neubeginn zu tun. Aus dem Suchen wird ein Finden. Es bedeutet ein Durchlaufen verschiedenster Situationen, in denen wir herausgefordert sind, darin nicht hängenzubleiben, sondern weiterzugehen. Wir lernen uns auf diesem Weg gut kennen, wie ein Wanderer, der vielen Situationen begegnet und diese zu meistern hat. Die Menschen, die ihm begegnen, halten ihm einen Spiegel vor, und so kann er sich immer wieder neu erkennen.

Und dabei geht es immer wieder um die Frage: Wer bin ich, und was ist mir wichtig? Wenn wir weitergehen und die Herausforderungen annehmen, haben sehr viele Fähigkeiten und Talente in uns die Möglichkeit, hervorzutreten und sich zu entfalten. So können wir auf diesem Weg ganz werden, rund sozusagen, weil wir uns immer mehr finden und erkennen. Wir erfahren uns. Durch das Auflösen aller „Steine“ auf unserem Weg, die ja auch immer unsere Blockaden sind, häuten wir uns wie eine Schlange und lassen all die Schichten los, die wir in dieses Leben mitgebracht haben.

Der Weg ins Licht ist eine Wanderschaft. Das Ziel ist, das wahre Selbst in uns zu finden und Bewusstheit über uns zu erlangen. In die Liebe hineinzuwachsen. Harmonie, Ruhe und Frieden zu finden. Haben wir all dies erreicht, steht uns das große Tor der Fünften Dimension offen, und wir sind herzlich eingeladen, in ein neues Land einzutreten, das schon lange auf uns wartet.

☆☆☆☆☆

Die Fünfte Dimension

Diese vielbeschriebene Dimension ist noch nicht erschaffen. Es gibt zwar einige Menschen auf dieser Erde, die schon in dieser Dimension schwingen, aber sie wird von uns Menschen mehr und mehr aufgebaut. Dadurch, dass sich unser Bewusstsein über den langen Weg der Wanderschaft verändert hat und wir bei unserem wahren Selbst angekommen sind, sind wir in der Lage, etwas Wichtiges zu einer neuen Lebensform beizusteuern, denn wir selbst sind neu geworden.

Jeder von uns trägt in sich einen Seelenplan, den er zusammengestellt hat, bevor er auf diese Welt gekommen ist. Vor jeder Inkarnation wird mit vielen großen Lichtwesen, Wesen der eigenen Seelenfamilie und anderen, die ebenfalls beteiligt sind, dieser Seelenplan zusammengestellt. Er enthält wichtige Dinge, also wichtige Situationen, die die Seele sich vorgenommen hat zu durchlaufen. Bei vielen von uns steht auch die Fünfte Dimension darauf. Weil die Geistige Welt bei der Herstellung dieses Seelenplans mit dabei war, weiß sie genau, was wir in diesem Leben alles erreichen wollen. So kann sie uns leiten und wunderbar unterstützen, damit sich für uns alles erfüllen kann.

In der Fünften Dimension ist jeder Mensch völlig frei und kann nun das leben, worum es ihm im Innersten geht. Es gibt für ihn keine Zwänge oder andere Situationen mehr, in denen sich noch etwas erfüllen müsste. Jetzt darf er sich uneingeschränkt leben und seine größten Träume in die Tat umsetzen. Die Vision leben, die tief in ihm steckt. Und die Visionen, die jeder in sich trägt, ergeben, wenn alle zusammengefügt werden, eine große Vision – die Vision einer neuen Welt. Jeder von uns hat dieses berühmte Puzzlestück in sich, das allerdings erst zum Zuge kommen kann, wenn wir geläutert sind. Läuterung heißt Reinigung. Denn dann haben wir uns gefunden, auch dieses Stück in uns. Was wir dann in der Neuen Zeit umsetzen, hat längeren Bestand. Dieser neue „geistige Boden“ bildet das Fundament für einen Zyklus von weiteren zweitausend Jahren. In dieser Zeit wird ein Bild von einer neuen Lebensform und -art in der Fünften Dimension entstehen.

Die Werte verändern sich stark auf der Reise in die Fünfte Dimension. Das Gute im Menschen und sein Herz werden Trumpf. Die inneren Werte werden wichtiger. So verändert sich auch der Bezug zum Materiellen und zum Geld. Wir arbeiten dann nicht mehr des Geldes wegen, sondern das Dienen an dem, was neu entsteht, wird uns beflügeln und unser Mitwirken am göttlichen Plan.

Mitzuhelfen, eine bessere Welt zu gestalten, die getragen ist von Liebe und Mitgefühl. Von Harmonie und Schönheit, von Fülle und einem stetigen Wohlgefühl. Das ist Gottes Plan, und wir werden helfen, ihn zu verwirklichen. Aus Liebe werden wir diesen Weg gehen. Wir werden Liebe begegnen und Liebe schenken. Unser Tun wird mit Liebe erfüllt sein.

Das heutige Beziehungsbild wird sich verändern. Die alte Form von Beziehung wird zerfallen und einer neuen weichen, denn auf unserem langen Weg in die Einheit sind wir innerlich frei geworden. Also sollen sich die Beziehungen auch im Außen frei gestalten können. Nach wie vor liegt es im göttlichen Sinn, einen Partner zu haben. Aber daneben gibt es in unserem Herzen noch Platz für andere Menschen, die wir auch lieben. Das neue Beziehungsrezept im Leben vieler Menschen wird folgendermaßen aussehen: Ein Drittel Zweierbeziehung (wenn man das möchte), ein Drittel Alleinsein, ein Drittel in Gemeinschaft verbringen.

So kommt alles zum Zug: Körper, Seele und Geist. Und noch etwas: Wir werden weniger arbeiten, denn wir brauchen mehr Zeit, um uns selbst verwirklichen und die schönen Dinge des Lebens in vollem Umfang genießen zu können.

Am Tag werden wir noch etwa drei bis vier Stunden arbeiten, weil wir genügend Zeit für uns brauchen, denn den Draht, den wir zu unserem wahren Selbst gefunden haben, wollen wir nicht mehr verlieren. Also werden wir ihn pflegen, indem wir meditieren, in der Natur spazierengehen, gesundes Kochen und Essen zelebrieren, uns Ruhezeiten gönnen, einfach nur sind – und staunen, was ist. Wir werden jeden Moment voll aufnehmen, denn wir lernen, ganz im Hier und Jetzt zu sein.

In der Neuen Zeit gibt es keinen inneren und äußeren Druck mehr. Alles, was wir tun, kommt aus einem inneren Bedürfnis heraus. Also kein Machen-Müssen mehr, weil es andere von uns verlangen. Alles geschieht aus einem inneren Einverständnis heraus. So können wir Ja sagen zu allem, was wir tun und wie wir leben. Aus vollem Herzen sagen wir Ja, weil Erkenntnis und Klarheit uns leiten – und wir endlich das leben, was wir wirklich sind: Göttlich!

☆☆☆☆☆

Die Vierte Dimension

Die Themen der Vierten Dimension werden oft vergessen. Viele von uns wissen nicht genau, welche Themen sie genau beinhaltet und welche Lernprozesse auf uns warten. Diese Dimension wirkt für viele schleierhaft.

Die wichtigste Herausforderung der Vierten Dimension wird sein, mit den Energien umzugehen, die auf uns zukommen – den starken Energieerhöhungen und den vielen neuen dunklen Energien. Und auch zu lernen, sie zu erkennen. Es gibt so viele Energien!

Nur, wie können wir das erfolgreich bewältigen? Über das innere Gespür, denn Energien sind nicht sichtbar, wir können sie nur spüren und wahrnehmen. Es ist eine neue Art, dem Leben zu begegnen. Und darum sind die Lektionen der Vierten Dimension auch nicht so einfach zu bewältigen.

In der Übergangszeit von 1992 bis zum Jahr 2012 werden viele Energien, die bisher „geschlafen" haben, neu erweckt, so auch die dunklen. Viele sind jetzt bereits erwacht, die lange Zeit geschlummert haben. Nun sind sie da und wollen in dieser großen Reinigungszeit erlöst werden. Und alle kommen sie auf den Plan. Genau das ist die Vierte Dimension – die Welt der Energien. Und dazu gehören, neben den wunderbaren neuen und lichtvollen Energien, die auf unsere Erde kommen beziehungsweise schon gekommen sind, auch die dunklen.

Und diese wollen in und um uns herum erlöst werden. Das ist von Wichtigkeit, denn sie ziehen uns herunter, anstatt uns weiter den Weg ins Lichtvolle gehen zu lassen. Viele von ihnen sind in einer anderen Zeit entstanden, die lange zurückliegt.

Aber in unserer Zeit mit den ständigen Schwingungserhöhungen werden sie plötzlich wieder Thema, und man hat das Gefühl, sie kommen von überall her.

Wir können diesen Reinigungsprozess nicht umgehen, obwohl uns nicht wirklich wohl ist bei der Sache. Aber die Erde will auch von den vielen unguten Energien gereinigt werden, um aufsteigen zu können.

Und da die Erde den Menschen spiegelt, oder, anders ausgedrückt, der Mensch den gleichen Reinigungsprozess für sich durchmachen soll, wie es zurzeit die Erde tut, können wir Menschen diesen Energien nicht länger entrinnen. Es gilt, sich mit ihnen auseinanderzusetzen, weil sie unser ganzes Denken und Fühlen, ja, unser ganzes Wesen beeinflussen. Wir aber wollen rein werden und klar. Also ist eine Klärung solcher Energien wichtig. Das fängt damit an, indem wir spüren, was uns guttut und was nicht. Am wohlsten ist es uns immer in der Schwingung, in der wir uns selbst bewegen. Sind wir in einer bereits höheren Schwingung und gehen in eine tiefere hinunter und bleiben dort eine gewisse Zeit, verlieren wir an Energie.

In der Vierten Dimension ist die Herausforderung, schwingungsmäßig zu wachsen, also an Schwingung zuzulegen. Darum ist es auch immer mehr ein Thema, das eigene Haus oder die Wohnung zu reinigen, damit alte Energien erlöst werden können, die mit uns nichts zu tun haben. Dadurch schaffen wir eine gute Atmosphäre und einen eigenen Raum, in dem wir uns wohlfühlen, weil er lichtvoll gehalten wird. Wo Licht ist, ist auch Klarheit, und diese wiederum hilft enorm, den eigenen Weg weiterzugehen.

Was gehört zum Licht, und was ist als Schatten zu bezeichnen? Das ist jetzt die ganz große Frage. Unsere Unterscheidungskraft wird in dieser Dimension, in der es um Energien geht, die unsichtbar, aber trotzdem da sind, enorm gefordert. Welche Energien erheben mich? Welche bedrücken mich oder halten mich gefangen? Viele Menschen weichen solchen Themen aus. Es gefällt ihnen nicht, sich damit auseinanderzusetzen.

Aber wie kommen wir sonst von der Dritten Dimension in die Fünfte? Nur, indem wir die Vierte Dimension durchlaufen und sie auch meistern.

In der Vierten Dimension lernen wir: Alles ist Energie. Viele Menschen haben Angst, wenn man von Energien spricht, und hoffen, dass es gute sind, die sie umgeben. Das alleine genügt jedoch nicht. Es gleicht einem Menschen, der den Kopf in den Sand steckt, weil er nicht hinsehen möchte.

Bewusster Umgang mit Energien ist gefragt und vonnöten. Diese Dimension zwingt uns, die Augen gegenüber diesem Thema zu öffnen. Nur so können wir bewusst sehen, welche Energien es auf dieser Welt gibt. Die Welt ist voller Energien, es gibt auf ihr viel Helles, aber auch viel Dunkles.

Das Dunkle anzuschauen hat aber für uns einen großen Vorteil: Wir sehen hinter den Vorhang der Illusion. Etwas, das uns bis dahin noch verborgen war. Dadurch wissen wir mehr darüber und können uns dementsprechend verhalten. Wir erkennen Energien, die uns hindern wollen, weiter voranzukommen.

Oder wir lernen, unsere Schattenseite anzuschauen und anzunehmen, anstatt nur mit unserer Schokoladenseite, die wir natürlich am liebsten zeigen, unterwegs zu sein. Wir lernen uns dadurch ganz kennen und leben nicht nur mit den Persönlichkeitsanteilen von uns, die gefallen. Durch das ganzheitliche Erfassen im Innen und Außen sehen wir eine ganzheitlichere Realität. Wir sehen dahinter, wir sehen tiefer, wir sehen vieles, was uns vorher verborgen geblieben war.

Ebenso erkennen wir, was uns bis dahin im Leben blockiert oder gebremst hat. Das bringt uns vorwärts, während wir sonst genau an diesen Stellen hängengeblieben wären. Solche Energien können einen gewaltigen Einfluss darauf haben, ob wir den Aufstieg in die Fünfte Dimension schaffen oder nicht. Zurzeit nehmen die dunklen Energien immer mehr an Stärke zu, sind aber schneller sichtbar, weil auch das Licht immer stärker wird. Aber es kommt noch mehr Licht auf unseren Planeten, und so kann vieles ans Licht kommen, was bis dahin verborgen blieb.

Aus dem Unbewussten können unerledigte Dinge ins Bewusstsein stoßen, die wir vorher vermeiden konnten. Oder es passieren in unserem Leben ungewöhnlich heftige Dinge, die unsere ganze Kraft erfordern. Dies alles soll dazu führen, uns tiefer mit uns selbst zu beschäftigen. Solche plötzlichen „Zustöße“ vom Schicksal können unseren Weg abrupt verändern, aber ihn auch in die richtige

Richtung bringen. Die Seele lässt nun vieles zu. Haben wir Vertrauen zu ihr!

Die dunklen Kräfte in und um uns aufzudecken und sie zu überwinden wird die große Prüfung sein, die Vierte Dimension vollständig hinter uns zu bringen.

Über einen solchen Reinigungsprozess fallen viele Illusionsschleier im Inneren. Vorhang um Vorhang wird weggenommen, und wir sehen endlich auch im Außen, wie es wirklich ist. Aber wir müssen bereit sein, von unseren Illusionen Abschied zu nehmen, weil wir erkennen, dass wir uns etwas vorgemacht haben, das gar nicht der wahren Realität entsprochen hat. Dazu braucht es Kraft und einen starken Willen. Die Suche nach der Wahrheit ist der Weg. Über diesen Weg können wir dann endlich sehen, wie es wirklich ist.

Diese neu gewonnene Klarheit stellt für uns eine Erleichterung dar, denn durch sie werden wir sehend und erkennend. Das ist unser allerbestes Werkzeug auf dem Weg ins Licht, um nicht immer neuen Irrtümern oder Verlockungen auf den Leim zu gehen. Wir erkennen uns im Inneren ganz klar – und wir sehen die Situation im Außen klar. Indem wir Blockaden im Inneren lösen und die dunklen Energien auflösen, werden wir lichtvoll und feinstofflicher, denn der Weg ins Licht erhellt und macht transparent.

Aber auch dieser Weg ist letztendlich noch nicht das Ziel. Das Ziel ist die Liebe. Die allumfassende Liebe. Und über den Weg der Reinigung und der Befreiung von allen negativen Energien stehen wir letztendlich in voller Liebe da. In der Liebe zu Allem-was-ist.

Das ist Gott. Und es ist das Göttliche in uns, und wir sind innerlich angekommen in der vielbesungenen Fünften Dimension.

Dann haben wir es geschafft, alles abzuwerfen, was nicht wirklich zu uns gehört. Wir sind frei für die neue Welt und das neue Goldene Zeitalter, das uns lange prophezeit wurde und nun vor der Tür steht.

Dann sind wir bereit, über unser Licht und das neu erworbene tiefere Sehen und Erkennen die Liebe in alle Energien und in die Materie hineinzugeben. Wir haben es geschafft, und unser Leben darf dann schön sein und bleiben.

Die Vierte Dimension zu durchschreiten, – die Welt der Energie – darum geht es also vorwiegend in dieser letzten Zeit bis 2012 – und daher möchte ich Ihnen im Folgenden einiges mehr zum Thema „Energie“ erzählen, auch wenn Sie dazu schon manches wissen.

☆☆☆☆☆

Der Mentalkörper und der Emotionalkörper

Zur großen Reinigung, die während der Vierten Dimension stattfindet, gehören auch diese zwei Energiekörper. Alles, was wir denken, ist Energie. Alles, was wir fühlen, auch. Darum ist es wichtig, immer mehr Bewusstheit dafür zu erlangen, was wir denken und welche Gefühle wir haben. Dies gelingt allerdings nur, wenn wir bereit sind, uns im Denken und Fühlen zu beobachten. In diesen zwei Körpern läuft vieles unbewusst ab. Und obwohl es unbewusst ist, hat es eine Wirkung, denn unser Leben wird dadurch bestimmt. Wieder nach dem kosmischen Prinzip: Wie im Innen, so im Außen.

Also lohnt es sich, dort genauer hinzusehen und zu spüren, was sich in diesen zwei Körpern abspielt. Auch hier geht es darum, sie zu reinigen und von alten Posten zu befreien, die wir noch mittragen. Denn wenn wir positiv denken, erleben wir das Außen auch positiv. Das Gleiche geschieht mit unserer Gefühlswelt.

Alte Schlacken diffuser Gefühle müssen also weg. Ein Aufräumen in der Gefühlswelt beginnt. Zuletzt bleiben nur noch gute Gefühle der Gelassenheit, der Ruhe, des Friedens, des Gleichklangs und der Freude. Die Reinigung dieser zwei Körper gelingt, indem wir regelmäßig meditieren, denn im Zustand der Meditation erkennen wir genauer, was wir fühlen und denken.

In der Meditation werden mit der Zeit die Gedanken weniger, und es stellt sich eine innere Ruhe ein. Es braucht jedoch etwas Geduld, bis sich dieser Zustand einstellen wird, aber es lohnt sich, diese Geduld zu üben.

Während der Meditation geschieht zusätzlich ein Reinigungsprozess, in dem negative Gedankenmuster, zwanghaftes Denken oder auch blockierte Gefühle aufgelöst werden können. Dadurch entsteht in uns eine größere Bewusstheit, die sich dann auf den Alltag überträgt. Plötzlich sind wir während des Tages sensibler dem gegenüber, was wir denken und fühlen. So wird es möglich, unser Denken und Fühlen im Bewusstsein zu „berichtigen", indem wir in diesen Fluss eingreifen und ihn positiv verändern.

Durch eine solche Reinigungsarbeit entstehen automatisch positivere Gedanken und Gefühle sowie eine generell positive Haltung dem Leben gegenüber. Die Gewissheit erwacht, dass wir Schöpfer und nicht Opfer unseres Lebens sind. So kann der Mensch auch aus schwierigen Situationen etwas Positives ziehen, denn er lernt dabei, nicht nur mit Einfachem umzugehen, sondern erkennt den Zweck, auch durch Schwieriges zu wachsen. Schwieriges zu bewältigen macht den Menschen stark und sicher. Plötzlich kann vieles gelassener gesehen werden, was vorher problematisch war. Ja, es braucht Mut, sich auch mit Unangenehmem auseinanderzusetzen, aber es macht uns stark, weil die Erkenntnis in uns wächst, dass wir alles erreichen können, was uns wichtig ist.

So beginnen wir, uns ganz zu erkennen, und haben plötzlich die Kraft, alles zu sehen. Bisher Unergründliches wird also erkannt, es entsteht Tiefgang in Gedanken und

Gefühlen. Der Mensch erwacht zu größerer Bewusstheit und findet zu sich selbst.

Denken wir an die symbolischen Urkräfte von Yin und Yang. Das Dunkle gehört zum Hellen, nur dann ist das Bild von Yin und Yang vollständig. Das Symbol Yin und Yang stellt die zwei wichtigsten Energien dieser Welt dar. Das Weibliche und das Männliche, aber auch das Licht und das Dunkel. Beides herrscht auf dieser Welt. Nehmen wir nur das Helle davon in unser Leben und ignorieren das Dunkle oder weichen ihm aus, können wir in unserem Inneren nie vollständig werden, denn es braucht beide Energien, um in die ganze Größe unseres Seins hineinwachsen zu können. Der innere Kreis könnte sich sonst nicht schließen. Das Dunkle gehört zum Erdenleben wie das Licht. Es gehört zur Entwicklung eines bewussten Menschen, dass er in die Tiefe taucht und ins Innere geht und dort alles beschaut, egal, ob hell oder dunkel. Nur dann entsteht die nun angestrebte Ganzheit, die es für den kommenden Aufstieg braucht.

Wenn wir ganz sind, sind wir zugleich eins. Eins mit unserem Selbst. Dann ist der bewusst oder unbewusst gesuchte und sehnlichst erwartete Zustand des Einsseins da. Bewusst in dieses Sein einzutreten ist ein für uns neuer Zustand und erzeugt automatisch eine neue Lebensform. Sein heißt: im Moment zu leben, im Jetzt zu sein und im ICH BIN. Wenn wir in diesem Zustand sind, leben wir in der Gegenwart.

Wenn wir aber unsere Kräfte gegenteilig gebrauchen, weil wir in vielen Bereichen unseres Lebens unbewusst funktionieren, sind wir mit unserem Bewusstsein nicht wirklich da. Wir leben dann nicht wirklich, sondern funktionieren wie eine Maschine per Knopfdruck. Wir sind mit unserem Bewusstsein irgendwo und nirgendwo, was für unsere Seele eine verlorene Zeit ist.

Wir alle kennen diesen Zustand des Funktionierens. Wir waren effizient mit unserer Arbeit und leisteten Enormes. Und Leistung war in der Vergangenheit das A und O. Wir standen ständig unter Druck, denn über viel Leistung war unser Einkommen gesichert.

Leistung in Form von Funktionieren gehört zum alten Leben hier auf der Erde, aus dem wir jetzt langsam herauswachsen. Diese „alten" Werte vergehen langsam unter der geistigen Sonne des Neuen Zeitalters. Vieles wird sich verändern, vieles lassen wir los, weil wir es nicht mehr brauchen. Wir wachsen aus vielem heraus, was uns heute noch umgibt. Frei zu sein heißt: frei schwingen können. Ohne Ballast leben dürfen. Im Sein brauchen wir nicht viel, denn dieser Zustand kostet nichts, erfüllt aber unsere Seele. Wir haben uns gefunden, und das bedeutet dann wahrer Reichtum. So können wir uns rundum wohl und zufrieden fühlen.

Auch im Außen wird sich in Zukunft vieles verändern, denn das Leben wandelt sich durch Menschen, die sich verändern. Durch das Zusammenwirken mit anderen Menschen, die gleich denken und handeln und ebenfalls ein bewusstes Leben anstreben, ergibt sich eine völlig neue Lebensform. Und indem wir uns gegenseitig stützen und ergänzen, bauen wir am Neuen Zeitalter.

Ja, Menschen, die zueinander gehören, finden sich nun und in naher Zukunft. Daraus entstehen neue Perspektiven, wie man leben kann. Wir finden einander wieder, tragen einander, leben miteinander. Ein Lichtnetz entsteht mit Menschen, die im Licht stehen – ein neues Beziehungsnetz, in dem jeder eine, ja, seine Aufgabe findet.

Jetzt ist die Zeit gekommen, um aus dem Stress in die Ruhe zu kommen. Die Bürden werden abgeladen, die wir heute bewusst oder unbewusst noch mittragen. Das Vertrauen und der Glaube an die bevorstehende Neue Zeit werden sich auszahlen. Jetzt stehen wir in der Zeit der Veränderung. Es kann vieles erreicht werden, so wir den Weg gehen. Zu langes Zögern oder Warten würde uns allerdings behindern. Die Zeit ist jetzt da, und wir sind reif – den Sprung ins Neue zu wagen.

Den Mental- und Emotionalkörper zu reinigen ist eine wichtige Vorarbeit, um den Aufstieg ins Herz vorzubereiten, denn unreines oder negatives Denken geht immer in Resonanz zum Solarplexus. Dasselbe gilt auch für den Emotionalkörper. Wenn dort noch alte, unverdaute Gefühle von Schuld, Neid, Angst, Eifersucht oder ein alter Opfergedanke liegen, gehen diese immer auf den Solarplexus, der verbunden ist mit unserem Ego, das vor allem aus diesem Chakra heraus gelebt wird.

Aufstieg ins Herz heißt aber, dass wir das Ego überwinden. Bis heute wurde vieles im Leben hauptsächlich aus dem Solarplexus heraus gelebt und bestimmt, denn der Solarplexus gehört zur Dritten Dimension, das Herzchakra hingegen zur Fünften.

Wenn wir in Gedanken und Gefühlen positiv werden, übernehmen wir für uns und unser Leben genug Selbstverantwortung, wodurch wir schwingungsmäßig automatisch ins Herz kommen.

Das Herz ist unsere wahre Mitte. Es liegt zwischen dem Emotionalkörper im Bauch und dem Mentalkörper im Kopf. Die wahre Mitte, die Einheit, ist im Herzen zu finden.

Ein solcher Umwandlungsprozess erfolgt nicht sofort. Schlacken von gewissen diffusen Gefühlen oder negativen Gedankenformen bis hin zu Zwangsgedanken werden immer wieder einmal auftauchen. Es braucht Zeit, um sie alle auszuräumen. Eine gute Beobachtung, was wir denken und welche Gefühle in uns ablaufen, ist angezeigt. Zuletzt aber bleiben die guten Gefühle der Gelassenheit, der Ruhe, des Friedens, des Gleichklangs und der Freude.

Schwieriges zu bewältigen heißt, zuletzt darüberzustehen. Wenn wir einen bewussten Weg ins Licht gehen wollen, heißt das auch, Schwieriges im Leben anzunehmen und es nicht außer Acht zu lassen in der Hoffnung, es würde sich plötzlich von selbst auflösen.

Es braucht viel Mut, sich in bisher noch Unergründlichem zu erkennen. Der Tiefgang in Gefühlen und Gedanken ist deshalb notwendig. Und das immer wieder, um sich ganz zu finden, in allen Teilen seines Selbst.

Viel Negatives, was wir im heutigen Leben erleben, ist in der Vergangenheit zu suchen, aber auch Talente und Fähigkeiten. Plötzlich lüftet sich der Schleier, und unser Horizont erweitert sich dermaßen, dass wir frühere Leben sehen können. Wenn wir unter diesen Umständen erkennen können, dass wir das, was wir heute tun, bereits viele Male in anderen Leben getan haben (und vieles mehr), gibt uns das die Kraft und Gewissheit, auf dem richtigen Weg zu sein. Es bestärkt uns, weiterzumachen und an uns zu glauben – an alle Facetten unseres Seins.

Vielleicht haben wir in früherer Zeit bereits etwas Wichtiges gelebt, von dem wir heute schwärmen oder träumen, es aber noch nicht wieder leben. Dann weist uns vielleicht eine solche neue Erkenntnis den Weg und macht uns Mut, auch diesen Traum in Zukunft als Ziel anzupeilen.

Vielleicht sind aber auch schon Bilder in uns aufgestiegen, die unsere nahe Zukunft zeigten, wir konnten sie nur nicht einordnen. Bilder voller Harmonie und Einheit, Gleichklang und Schönheit. Die schöne neue Welt. Menschen, die zusammensitzen und miteinander in Ruhe und Zufriedenheit den Moment genießen – keine Hast, sondern Ruhe und Glück. Man ist angekommen, lebt miteinander und genießt. Leben in Harmonie und Frieden. Einträchtig, gekleidet mit schönen, edlen und meist hellen Stoffen, umgeben von einer schönen Landschaft, genießt man das Miteinander in der inneren und äußeren Stille. Und gehen dann, wenn es der innere Impuls anzeigt, wieder an ihre Tätigkeit, die sie lieben, und diese Arbeit kommt der ganzen Gemeinschaft zugute. Vielleicht arbeiten sie in ihrem Atelier oder Raum, oder aber sie arbeiten zusammen mit anderen in einer Gruppe. Sicher ist, dass alle zufrieden sind und das Bedürfnis haben, über ihre Tätigkeit, die aus ihrem Inneren kommt, etwas zu der Gemeinschaft beizusteuern und diese damit zu bereichern.

Diese Bilder ähneln der guten Zeit auf Atlantis, denn das Goldene Zeitalter von Atlantis und das neue jetzt stehen in direktem Zusammenhang. Das Leben in der Fünften Dimension wird nicht ganz in dieser hohen Schwingungsebene sein wie in der besten Zeit von Atlantis, denn damals wurde die Schwingungsebene der Neunten Dimension erreicht. Aber wir nähern uns wieder dieser Einheit und dem Einklang, den die Menschen damals erreicht hatten. Und so wird die neue Lebensform den guten Zeiten von Atlantis nicht unähnlich sein.

Der Fall aus den unendlichen Höhen der Neunten Dimension damals war so tief, dass es heute ein echter Aufstieg bedeutet, wollen wir die Fünfte Dimension neu erklimmen. Es hat einige Tausend Jahre gebraucht, bis der Zeitpunkt wieder günstig war, um neu in die Schwingungsebene der Fünften Dimension aufzusteigen.

Unsere Talente, unsere wahren Stärken, die wir in uns tragen, werden jetzt sehr wichtig, denn wir bauen auf dem auf, was wir sind und was wir können. Alles, was in uns liegt,– alle unsere speziellen Fähigkeiten und Talente – machen unsere Einmaligkeit aus, die sich in vielen Leben entwickelt hat.

Bewusst oder unbewusst sind wir durch alle Inkarnationen einem inneren roten Faden gefolgt, indem wir das gelebt haben, was in uns liegt oder was uns immer wieder neu angezogen und gefallen hat. Denn jeder von uns trägt bestimmte Anlagen in sich. Diese sind unsere göttliche Bestimmung, die zu Beginn unserer Inkarnationskette in uns hineingelegt wurde. Diese göttliche Saat haben wir dann über viele Inkarnationen langsam, aber sicher entwickelt und in uns aufgehen lassen. Nun ist die Saat reif, und immer mehr Menschen sind sich dessen bewusst. Bereit, die Ernte all dessen einzufahren und im Miteinander zu leben und zu genießen.

Auf unserem Weg in diese verheißungsvolle Fünfte Dimension wird uns vom Universum her alles gebracht, was für uns wichtig ist. Lassen wir uns führen und vom Schicksal leiten. Es bringt uns dorthin, wo wir wirklich hin wollen. Unsere Seele kennt den Plan, der sich auf dem weiteren Weg vervollständigen und erfüllen wird. Uns zu ent-decken, das ist das Ziel, der wahre Lebenssinn.

Mit unseren wahren Stärken werden wir ein wichtiges Puzzlestück ins Große Ganze einbringen können, das dann mithilft, eine neue Welt zu erschaffen. Dies wäre ganz im Sinne der Geistigen Welt und auch ihr aktueller Wunsch.

Das, was wir im wahrsten Teil unseres Wesens sind, ist das ICH BIN. Es ist der göttliche Kern in uns. Diesen gilt es zu erwecken und uns dessen bewusst zu werden, wer wir wirklich sind.

Als Hilfe schenkt die Geistige Welt neue Essenzen: Die Strahlenessenzen der Aufgestiegenen Meister und Meisterinnen sowie die göttlichen Gabenessenzen von Jesus Sananda.

Die 44 goldenen Schlüssel in Form von Essenzen

44 ist die Zahl von Atlantis. Jetzt sind wir in die Zeitepoche eingetreten, in der sich das Goldene Zeitalter von Atlantis mit dem neuen Goldenen Zeitalter verbindet. Ein großer Kreis kann somit geschlossen werden,– in unserem Leben und im Kosmos. Darum kommen neue Essenzen ins Spiel, vierundvierzig an der Zahl, um diesen großartigen Prozess zu untermauern. Sie bilden die Brücke von einer alten, spirituell hohen zu einer neuen, spirituell hohen Zeit. Dieser großartige Prozess kann erfolgreich durchlaufen werden, wenn das Göttliche stärker in unser tägliches Leben einfließen kann.

Dieses Göttliche ist da. Es liegt in uns und wird systematisch über neue Lichtwellen, die auf die Erde fließen, aufgeweckt. Wenn wir bereit sind, weiter den Weg ins Licht zu gehen, können wir gemeinsam eine wichtige Brücke zum Neuen Zeitalter bilden. Alles Göttliche, das wir dazu brauchen, ist bereits in uns angelegt. Es darf nun hervorgeholt und gelebt werden, denn das Neue Zeitalter wird auf neuen Werten aufgebaut. Darum wird jetzt bei uns Menschen der göttliche Aspekt erweckt, falls wir es zulassen. Neue Energien dürfen in unser Leben einfließen, wodurch wir eine neugewonnene Ganzheit und eine Verbundenheit erleben werden, wie wir sie uns schon immer ersehnt haben. Das alte Gefühl, hier auf der Erde vom Großen Ganzen abgetrennt zu sein, wird verschwinden und einem Gefühl des Miteinanders weichen. Der Himmel verbindet sich jetzt neu mit der Erde. Er senkt sich zu uns hinab, und wir dürfen lernen, dass ein himmlisches Leben auch auf Erden möglich ist.

So wird bald vieles der Vergangenheit angehören, und die Erinnerungen an alte Schmerzen, Wunden und Narben werden vergehen. Ein neuer Morgen erwacht! Es wird ein Erlebnis für uns sein, diesen neuen Morgen mit seiner unglaublichen Farbenpracht miterleben zu dürfen, dieser große Übergang in eine Neue Zeit.

Die folgenden Essenzen sind wirkungsvolle Schlüssel, um den Aufstieg ins Herz machen zu können. In unserem Herzen ist zu finden, was wir für das neue Leben brauchen, denn im Herzen ist alles enthalten. Es ist unser wahres Zentrum. In der Fünften Dimension werden wir lernen, ganz aus dem Herzen heraus zu leben.

Die nachfolgenden Essenzen wurden von zwölf Meisterinnen und Meistern gegeben und werden Strahlen-Essenzen genannt. Sie werden uns bestrahlen, damit wir merken, wer wir sind und was wir können.

Dann folgen weitere Essenzen von Jesus Sananda für die Begleitung auf dem Weg ins Licht. Alle diese Essenzen helfen mit, unseren Aufstieg in eine neue Bewusstseins- und Schwingungsebene möglich zu machen.

Die restlichen elf Essenzen von den erwähnten vierundvierzig sind Toröffnungs-Essenzen und werden im nächsten Buch bekanntgegeben und beschrieben Die elf großen kosmischen Tore beinhalten elf Einweihungsschritte durch die gesamte Vierte Dimension. Hat man alle Einweihungen durchlaufen, ist der Sprung von der Dritten in die Fünfte Dimension gelungen.

Atlantis war in der Blütezeit auf einer sehr hohen Schwingungsebene. Nun stehen wir kurz vor den Öffnungen der letzten kosmischen Tore. Sie alle werden noch vor Ende des Jahres 2012 geöffnet werden, wodurch große Energieschübe auf die Erde gelangen.

Jetzt sind wir herausgefordert, uns auf den Weg zu machen, um in uns die Schwingungen der Fünften Dimension zu erarbeiten, so, wie die Erde es uns vormacht, die bald in die Fünfte Dimension eingeht. Wir aber brauchen dafür länger. Es wird eine Übergangszeit von weiteren zwanzig Jahren nötig sein, damit jeder für sich individuell in das Leben dieser neuen Dimension hineinwachsen kann. Schließlich haben wir auch zwanzig Jahre Übergangszeit bekommen, um den Weg durch die Vierte Dimension zu gehen. Das heißt also, dass uns nach dem Jahr 2012 nochmals zwanzig Jahre geschenkt werden, um den Schwingungslevel der Fünften Dimension zu erreichen.

Durch die neuen Essenzen werden viele göttliche Qualitäten in uns geweckt, die wir in unser Tagesbewusstsein einfließen lassen können. Sie helfen uns, zu erkennen, wer wir wirklich sind. Wir stoßen auf unsere wahre Bestimmung und auf unseren göttlichen Kern, das ICH BIN.

Obama, der amerikanische Präsident, ist der vierundvierzigste Präsident seines Landes. Er ist ein Träger der Hoffnung, des Friedens und des Glaubens. Mit seinem legendären Satz: Yes, we can! zeigt er uns auf, was heute möglich ist, wenn wir es wollen. Die Zeit ist gekommen, in der wir an uns glauben dürfen, an unsere Größe, unsere Stärke, unser wahres Potenzial. Auch an die Freiheit, die wir uns nehmen dürfen, um den Weg, den sich unsere Seele vorgenommen hat, gehen zu können. So wird es in der kommenden Zeit möglich, dass viele Menschen Ordnung in das zurzeit bestehende Chaos auf der Welt bringen. So, wie es heute schon Barack Obama tut.

Viele von uns sind mit der Absicht inkarniert, das Licht zu bringen und andere ins Licht zu führen. Jetzt ist ihre Zeit gekommen!

Die vierundvierzig Schlüssel, die Essenzen, sind dazu da, unsere größten und tiefsten Seelenwünsche zu manifestieren und die Vision zu erkennen, die tief in unserem Inneren schlummert – ein echter, strahlender Diamant!

Wir dürfen aufblühen und uns in der neuen geistigen Sonne strecken und recken, die über diese Essenzen auf uns scheint. Wir dürfen in unsere Kraft kommen und uns vollkommen entfalten. Zwei neue Wege tun sich mit diesen Essenzen auf, und beide ergänzen sich vorzüglich.

Die göttlichen Strahlen der Meister ermuntern uns, nach unserer eigenen Art und Natur zu leben. So können wir zu unserer Bestimmung finden und unseren Spirit (Geist) ins Leben einfließen lassen.

Die göttlichen Gaben von Jesus Sananda sind Essenzen, die uns mit dem göttlichen Fluss verbinden. Wir werden mit unserer inneren Energie fließen. Dadurch wird es leichter, die göttlichen Qualitäten in uns zuzulassen.

Beide Wege erfordern ein grundsätzliches Vertrauen in das Göttliche an sich und das in unserem Inneren. Es erfordert Vertrauen in die innere und in die Führung, die uns die Geistige Welt schenkt.

Die göttlichen Strahlen-Essenzen

Wegweiser zu den inneren Potenzialen

Jeder von uns ist auf einem bestimmten göttlichen Strahl geboren. Gemeint sind die zwölf göttlichen Strahlen der Aufgestiegenen Meisterinnen und Meister. Manche von uns sind vielleicht auch auf zwei geboren, oder sie wechseln im Laufe ihres Lebens auf einen anderen Strahl, was aber eher selten ist. Meistens ist man einem einzigen Strahl zugehörig, woran sich im gesamten Leben nichts ändert.

Jeder dieser zwölf Strahlen hat Zugang zu einem Bewusstseinsbereich, der ihm zugeordnet ist. Die Strahlen wirken auf unsere Chakren ein, in denen ebenfalls Kräfte und Stärken liegen. Bringt man diese zum Ausdruck, redet man von Talenten und Fähigkeiten.

Die zwölf Strahlen werden von zwölf Meisterinnen und Meistern geführt. Diese zwölf sind zurzeit mit ihren Strahlen sehr aktiv, denn sie helfen der Erde bei ihrer Schwingungserhöhung. Nun werden diese Strahlen in Form von Essenzen auch uns zugänglich gemacht.

Wir bekommen die Möglichkeit, uns mit der Thematik der verschiedenen Strahlen der Meisterinnen und Meister auseinanderzusetzen, was für viele Menschen etwas völlig Neues ist.

Je weiter ein Mensch entwickelt ist, desto wichtiger ist es, dass er weiß, auf welchem Strahl er geboren wurde, weil er sich so selbst besser finden und erkennen kann, welche besonderen Stärken er in sich trägt, die ihm vom Universum mitgegeben worden sind. Man kann dies herausfinden, indem man erspürt, zu welchem Chakra man sich besonders hingezogen fühlt. Dort, wo die größte Kraft ist, will der Mensch letztendlich auch hin, denn dort hat er am meisten Freude und Spaß mit sich und kann buchstäblich aus dem Vollen schöpfen.

Jeder der zwölf Meisterinnen und Meister ist für ein Chakra zuständig. Findet man sein wichtigstes Chakra heraus, kann der Platz im eigenen Leben besser erkannt werden. Je reifer eine Seele ist, umso wichtiger ist es für sie, dass sie aus sich heraus ein Geschenk in die Welt geben kann. Ein solcher Seelenwunsch geht immer mit bereits entwickelten Anlagen einher. Diese zu erkennen, wird nun wichtig.

Das Erkennen der eigenen wahren Natur kann bestärken, den Weg, auf dem wir schon seit vielen Tausend Jahren sind, jetzt noch bewusster weiterzugehen. Und sich mit den Kräften, die in uns angelegt sind, neu auseinanderzusetzen. Das macht es möglich, noch Schlummerndes in uns zum Erwecken zu bringen.

Jede der zwölf Meisterinnen und Meister wirkt an vorderster Front der bestehenden Meistergruppe. Sie helfen mit, unseren Planeten in die Fünfte Dimension zu gebären. Zudem sind sie zurzeit sehr aktiv, um die Entwicklung der Menschen voranzutreiben. Hinter ihnen stehen viele andere. Die ganze Meistergruppe zählt 144.000 Meisterinnen und Meister.

Jeder Strahl trägt viel Licht in sich, aber zusätzlich auch eine Farbe, die Einfluss auf die Funktionen unserer Chakren im Körper hat. Über das Licht und die Farbe eines Strahls wird das Chakra genährt, gereinigt und geklärt. Farbe bedeutet hier auch Heilung. Je klarer die Farbe im Inneren des Chakras wieder wird, umso klarer nimmt der Mensch sich und seine Umgebung wahr. Darum kann der Mensch nach einer Reinigung seine Fähigkeiten und Talente im Leben besser erkennen und optimal einsetzen.

Chakren sind Energieräder. Wenn sie aktiv sind, sich also drehen, fühlt sich der Mensch wohl und integer. Wir nehmen das Leben über die Chakren wahr, nehmen Energien von außen auf und geben Energien nach außen ab. Jedes Chakra ist ein Energiezentrum. Je höher der Energielevel der Chakren ist, umso energetischer und kraftvoller fühlt sich der Mensch, und umso größer ist seine Ausstrahlung. Wenn alle miteinander schwingen und verbunden sind, fühlt sich der Mensch zentriert.

Da die Chakren feinstoffliche Zentren sind – man gibt ihnen auch den Namen Sonnen –, sind auch seelische Wunden aus früheren Inkarnationen dort gespeichert, denn Feinstoffliches wird von einem Leben in ein nächstes mitgenommen. Das ist auch gut so, denn alles, was nicht geheilt ist, bedarf irgendwann der Heilung. Wenn in der Vergangenheit große Verletzungen passiert sind, kann es sein, dass dadurch gleichzeitig mehrere Chakren in Mitleidenschaft gezogen wurden. Je mehr solcher Wunden in einem Chakra sind, desto mehr ist es blockiert und kann sich nicht drehen.

Jetzt ist die Zeit, in der wir die Möglichkeit bekommen, noch nicht verheilte Wunden aus der Vergangenheit zu heilen. Wenn die Chakren alle geheilt sind, befindet sich der Mensch in Harmonie, und alle Chakren können miteinander fließen. Ist aber ein Chakra blockiert, kann der betreffende Lebensbereich, der dem Chakra zugehörig ist, nicht genügend gelebt werden. Die Kraft für den Ausdruck seiner selbst und der Talente und Fähigkeiten ist dann begrenzt und kann nicht ungehemmt fließen.

Über die Strahlen-Essenzen werden die Chakren entblockt. Das Licht bringt eine Schwingungserhöhung hinein, und eine Klärung im Bewusstsein findet statt. Die Farbe des Strahls klärt die innere Farbe des Chakras und heilt es. Je gereinigter das Chakra ist, umso klarer ist seine Farbe, und umso klarer kann sich der Mensch in seinem Leben und in seiner Art ausdrücken. Somit bekommt er die Möglichkeit, sein Leben klarer wahrzunehmen.

Lange Zeit wusste man nur von sieben Chakren im Körper und hat auch nur mit diesen gearbeitet, was damals ausreichend war. Die anderen fünf Chakren (oder Energiezentren), die jetzt immer wichtiger werden, waren früher inaktiv, sind aber heute aufgrund der hohen Schwingungsfrequenzen dabei zu erwachen. Nun, wir brauchen alle zwölf, um ins Geistige einzutauchen und uns mit dem universellen Geist neu zu verbinden. Dadurch werden wir zu Menschen einer neuen Zukunft, die über ihre Feinstofflichkeit viel mehr wahrnehmen können.

Die fünf „neuen" Chakren waren bereits in früheren Zeiten offen und aktiv, zum Beispiel in Atlantis. Damals war der Mensch spirituell weit mehr entwickelt als heute. Und es gab andere alte Kulturen, in denen der Mensch mit diesen höheren Chakren gewirkt und gelebt hat.

Heute können wir wieder zu einem ganzheitlichen Menschen heranwachsen. Für diesen Prozess sind die Strahlen-Essenzen wertvoll, und die Meister sind währenddessen an unserer Seite und helfen uns.

Jeder Mensch ist, wie schon erwähnt, besonders einem seiner Chakren zugehörig. In diesem Chakra sind seine größten Stärken, Fähigkeiten und Talente zu finden. Mit diesem Chakra wird er in seinem Leben am meisten ausrichten können – sofern es dort fließen kann. Mit den Potenzialen dieses Chakras wird er seine Vision und die größten Träume verwirklichen wollen. Und hauptsächlich mit den Kräften dieses Chakras wird er seine Meisterschaft erlangen können.

Der eine findet seinen wahren Platz also im Halschakra, ein anderer im Solarplexus, ein dritter im Herzchakra, der vierte im Sakralchakra usw.

Die Farbe dieses Strahls spielt in seinem Leben eine besondere Rolle, und der Meister seines Strahls hat für ihn eine besondere Bedeutung. Wir folgen in einem gewissen Sinn dem Weg dieses Aufgestiegenen Meisters. Der Meister selbst wiederum ist für uns zuständig, aber auch für ganze Seelengruppen, die unter seinem Strahl stehen.

Aber es ist nicht so gemeint, dass wir unseren Fokus nur auf diesen einen Strahl ausrichten sollen, das wäre für die weitere Entwicklung zu einseitig. Alle anderen Chakren sind auch noch da, und für unser Leben brauchen wir alle

Chakren. Sie alle wollen in uns ganz und heil werden. Bleibt eines der Chakren im blockierten Zustand, hemmt es die Funktionen aller anderen. Um in einen Zustand eines ganzheitlichen Menschen zu gelangen, ist es wichtig, dass alle Chakren von alten Schlacken, Verwundungen und Verletzungen geheilt sind.

Die Strahlen helfen uns, zu einem ganzheitlichen Menschen zu werden. Dann wachsen wir in eine Größe und Präsenz hinein, die wir in diesem Leben noch nie erlebt haben. Wenn alle zwölf Chakren frei schwingen können, nehmen wir die Welt glasklar wahr. Die Welt der Illusion ist dann wie weggewischt. In uns entstehen Klarheit und Reinheit, und jedes Chakra findet zu seiner ureigenen reinen und schönen Farbe zurück. Das wird sich in unserer Persönlichkeit widerspiegeln und eine wunderschöne Ausstrahlung erzeugen.

Auf diese Weise sind wir gut gewappnet für die Neue Zeit, sie darf kommen. Und wir schwingen, tanzen und feiern und erfüllen unsere Vision des Goldenen Zeitalters.

Auch das Erkennen der eigenen Natur, das, was wirklich in uns ist, kann uns bestärken, den Weg, auf dem wir schon seit vielen Tausend Jahren sind, jetzt noch bewusster zu gehen. Sich mit den Potenzialen in uns nun bewusster auseinanderzusetzen, macht es möglich, noch Schlummerndes zum Erwecken zu bringen.

Merke:

Alle Strahlen der Meister sind für uns wichtig. Zusammen decken sie die Ganzheit ab, die in jedem Menschen angelegt ist.

Ein guter Vergleich aus astrologischer Sicht: Auch hier gibt es gewisse Kräfte von Planeten, die mit unseren größten Potenzialen verbunden sind. Diese Stärken setzen wir für unser Leben jeweils am meisten ein. Trotzdem brauchen wir alle Planetenkräfte, die auf uns wirken, um hier auf der Erde ganzheitlich leben zu können.

Nun gehört zu jedem Strahl eine Farbe. Es ist die gleiche Palette, die wir bereits kennen, allerdings sind es stark leuchtende, aber auch feinere, transparentere, spirituellere Farben, die mit viel Licht genährt sind.

Nun ist die Zeit reif, in der die Meister sich uns mit diesen neuen Essenzen nähern können. Lange waren es Engel, Geistführer oder Erzengel, die unseren Weg begleitet haben. Da wir immer schneller auf das Jahr 2012 zugehen, also von der Zeitrechnung her bereits am Ende der Vierten Dimension stehen, kommen nun für unser geistiges Wachstum die Meister vermehrt ins Spiel. Sie geben uns durch ihren Strahl etwas für uns Wertvolles in die Hände, wodurch wir schneller und einfacher unsere wahre Bestimmung finden können. Und wir schwingen mit ihnen in neue geistige Ebenen. Es ist eine Gnade, die Essenzen der Meister nun in Reichweite zu haben, die uns in die eigene Meisterschaft bringen. Wir wachsen buchstäblich über uns heraus. So können wir zu unserer wahren Bestimmung finden und vermehrt im göttlichen Sinn handeln.

Die Strahlen helfen uns, unseren individuellen und auch kollektiven Weg zu erkennen. Es sind Wegweiser, die in eine neue Richtung zeigen oder die von uns bereits eingeschlagene Richtung weiter vertiefen. Sie wirken unterstützend auf dem Weg in die Einheit und ins Licht, weil sie selbst voller Licht sind. Dadurch lernen wir unsere eigene „Farbe" und unsere individuellen Qualitäten und Talente kennen und schätzen.

Jeder Mensch trägt alle Farben in sich, denn im Menschen ist alles angelegt. Nochmals ein Vergleich mit der Astrologie: So, wie wir unser Sonnensystem im Außen wahrnehmen können, tragen wir alle Kräfte, die diese Planeten darstellen, auch in unserem Inneren. Wieder auch nach dem kosmischen Prinzip: Wie innen, so außen.

Um bei den Planetenkräften zu bleiben: Es sind eigentlich Kräfte von Sternen, die unser Sonnensystem leiten, sie bestrahlen die Planeten unseres Sonnensystems. Die Planeten wiederum bestrahlen dann unser Wesen und helfen somit, es zum Ausdruck zu bringen. Denn auch die Planeten symbolisieren zwölf Lebensbereiche, die eine Ganzheit darstellen. Es sind die gleichen Lebensbereiche wie bei den Strahlen. Nur wirken die Strahlen der Meister mit einer höheren Lichtfrequenz auf uns ein. Diese gleichen Bereiche verändern sich dadurch mehr in das Feinstoffliche und Spirituelle hinein, und die Strahlen können sich unserem göttlichen Kern bereits mehr nähern.

Alles, was lebt, sei es im Universum oder auf dieser Erde, steht unter kosmischer Bestrahlung.

Wir werden also von den Planeten unseres Sonnensystems bestrahlt. Nun bekommen wir noch zusätzlich „Bestrahlung" von den Meistern. Diese Strahlen kommen von außerhalb unseres Sonnensystems, stehen also dem göttlichen Zentrum örtlich näher als die Planeten, bei der

Ur-Zentralsonne. Die Ur-Zentralsonne ist das göttliche Zentrum, woraus ursprünglich alles kommt, also auch alle kosmischen Strahlen.

In jedem von uns liegen gewisse Potenziale, die besonders gelebt werden wollen, und andere sind und bleiben im Hintergrund. Die Kräfte in uns benutzen wir wie Werkzeuge, mit denen wir unser Leben meistern. Genau das macht einen individuellen Menschen aus. Und so zeigt sich seine Einzigartigkeit in einem einmaligen Spiel der Energien.

Wir sind immer wieder herausgefordert, alles in uns zu leben. Das eine ist uns vielleicht etwas weniger wichtig, etwas anderes dafür mehr. So zeichnen wir uns aus. Auf zu viel Einseitigkeit oder Verdrängung sollten wir jedoch achten.

Jeder Mensch trägt alle göttlichen Informationen in sich – alle Potenziale und auch alle Farben. Dem Menschen ist alles mitgegeben worden. Er ist im Innersten ganz und war es schon immer. Das eine oder andere hat er mehr gelebt und entfaltet, ganz nach seiner Natur.

Jeder von uns ist einem bestimmten Weg gefolgt, weil der Strahl ihn bewusst oder unbewusst immer weitergeführt hat. Es kann sein, dass ein Mensch auf mehr als nur einem Strahl geboren ist, weil er das jetzt braucht. Das alles wird sich zeigen, je mehr er ins Licht geht.

Auf dem Inkarnationsweg eines Menschen stand immer wieder eine gewisse Farbe im Vordergrund, und sie wurde auch – bewusst oder unbewusst - als die Seine betrachtet. Das hat mit dem göttlichen Strahl zu tun, dem er zugeordnet ist. Dieser Mensch hat innerlich immer wieder gewusst, dass diese Farbe oder eben der Strahl, der diese Farbe führt, der rote Faden in seinem Leben bedeutet. Ob es in jedem Leben immer die gleiche war, ist unklar. Sicher ist, dass sein Strahl, auf dem er grundsätzlich zu Hause ist, immer bevorzugt wurde.

Lange Zeit hatte man nur von sieben Meistern und deren Strahlen gewusst und mit diesen gearbeitet. Das ist wieder zu vergleichen mit der Astrologie der früheren Zeit. Auch hier wurde lange nur mit sieben Planetenkräften gearbeitet. Es waren die Planeten, die man damals mit dem bloßen Auge am Himmel erkennen konnte.

Das Gleiche geschah in früherer Zeit mit den Strahlen. Die Farben der sieben Strahlen brachte man mit den sieben Chakren im Körper in Verbindung, also vom ersten bis zum siebten, vom Basischakra bis zum Kronenchakra, vom untersten Teil bis zum obersten Teil unseres Körpers. Das wiederum passte gut zum damaligen Bewusstsein der Dritten Dimension. In früherer Zeit ging es in allererster Linie um Materie und dadurch auch um den physischen Körper.

Die weiteren fünf Chakren entdeckte man erst später. Sie sind weitaus feinstofflicher und umschließen einen bereits schwingungsmäßig höher entwickelten Menschen, der für das kosmische Licht mehr mehr durchlässig wird. Sie sind jetzt, da die Energien ansteigen, wichtig geworden, denn sie erwachen, wenn bereits genügend Licht im Körper, die Entwicklung des Lichtprozesses also vorangeschritten ist. Durch diese neu geöffneten Chakren bekommen wir Zugang zu einem neuen Bewusstsein, das jedoch auch ein „altes" sein kann, das wir einst, als wir Teil einer hohen Kultur waren, gelebt haben.

In der Astrologie wurden erst in den letzten 150 Jahren die restlichen fünf Planeten entdeckt, die nun auch ein Ganzes von Zwölf darstellen. Für die zwölf Sternzeichen gibt es nun endlich auch zwölf Planeten, die diese Sternzeichen regieren.

Die Zahl Zwölf symbolisiert ein Ganzes. Wenn alle zwölf Teile eines Ganzen neu zusammengefunden haben, ist auf der Erde ein langer Prozess abgeschlossen. Das ist zurzeit sehr wichtig, denn die Zahl Zwölf begann mit Christi Geburt und läutete einen neuen Zyklus ein, der mit der Zeit zu einer Ganzheit führen sollte. Diese Zeit ist nun gekommen. Im Neuen Zeitalter wird es die Zahl Dreizehn sein.

Unser Bewusstsein wird nun auf alle zwölf Chakren gelenkt. Diese werden von den zwölf Strahlen genährt und begleitet. Damit bewegen wir uns in eine neue Ganzheit hinein. Alles in uns kann wieder erwachen und neu fließen.

Die fünf neuen Strahlen werden den Weg zum Hohen Selbst öffnen. Dadurch kann die Geistige Welt uns über die neuen Chakren optimal führen. Wir werden hellsichtig, hellfühlend und hellhörend. In den neuen Chakren liegt altes Wissen, das wir während der verschiedenen Inkarnationen angesammelt haben und das jetzt wieder gelebt werden darf.

Jedes Chakra ist mit einem bestimmten Lebensgebiet verbunden. In früherer Zeit war das elementare Leben von größter Bedeutung, und mit sieben Chakren war das tägliche Leben in der Dritten Dimension abgedeckt.

Jetzt werden wir von Jahr zu Jahr feinstofflicher und nehmen dadurch auch wieder die restlichen fünf Chakren in Besitz. So wird aus einem materiell bezogenen Menschen mit der Zeit immer mehr ein geistiger Mensch. Das materielle und das geistige Bewusstsein können sich nun miteinander verbinden und den neuen Menschen schaffen. Halb Mensch und halb geistiges Wesen werden wir sein. Das ist ein wichtiges Ziel im Goldenen Zeitalter. So können wir wahrlich den Himmel auf die Erde bringen und hier wie in einer Art Himmel leben. Wir selbst werden ihn erschaffen.

Um nochmals auf die Farben zu kommen: Jede Farbe auf der Erde hat eine spirituelle Bedeutung und signalisiert damit etwas Symbolisches. Farbe ist Leben. Denken wir an einen klassischen Gewürzstand im Orient. Wie diese Farben strahlen! Farben bedeuten Kraft und erzeugen Klarheit.

Jeder Mensch hat eine Lieblingsfarbe sowie eine Farbe, die er nicht mag. Oder es gibt Farben, die ihm gefallen, die ihm in Form von Kleidern aber nicht stehen. Dieser persönliche Bezug zu Farben hat mit dem Unbewussten zu tun.

Bekenne Farbe! Jeder von uns hat diesen Satz schon einmal gehört. Dieser Satz beinhaltet einen sehr tiefen Sinn, den wir jetzt über die Strahlen wieder neu verstehen lernen.

Interessant ist auch, wie auf der Welt mit Farben umgegangen wird. Leider wird – meist in den Städten – in der Kleidung immer mehr auf Grau oder Schwarz gesetzt. Ist es, weil man inmitten von Menschen nicht auffallen möchte? Oder ist es ein unbewusstes Anpassen an die Umgebung, in der diese Menschen leben? Und auch sonst ist in den Städten die Farbe Grau sehr dominant. Auf jeden Fall haben Farben eine große Wirkung auf Menschen.

Im Neuen Zeitalter werden Farben wieder mehr eine Rolle spielen. Vielleicht werden dann zarte, transparente Farben bevorzugt, aber die Menschen werden sich sehr bewusst mit Farben umgeben und sich auch wieder, so sie mögen, farbig kleiden. Vor allem Frauen werden so ihr neues Bewusstsein durch Farben zeigen. Farben schmeicheln der Schönheit. Grau und Schwarz werden im Neuen Zeitalter weitgehend verschwinden, denn das Paradies ist farbig!

Farbe ist auch eine Frage der Identität. Naturvölker benutzen gerne viele und kräftige Farben. Sie setzen sie oft auch ein, um zu signalisieren, welchem Dorf sie entstammen. In einem solchen Fall werden Farben für eine kollektive Bedeutung genutzt. Bei den naturnahen Völkern leuchten fast immer kräftige Farben in ihrer Kleidung, wohingegen bei uns Farben eher eine Frage des eigenen Geschmacks sind. Aber auch wir drücken über Farben unsere Persönlichkeit aus – bewusst oder unbewusst.

Jede Farbe hat ihren Sinn. Das Leben braucht alle Farben. Der Mensch auch, um hier auf Erden in Harmonie leben zu können, denn Farben steuern zu unserem seelischen Gleichgewicht bei.

Farben kann man auch symbolisch deuten. Hat man die Weisheit der Natur verstanden, versteht man auch die Weisheit des Himmels. In der Natur sind alle göttlichen Informationen enthalten. So kann man auch erkennen, wie der Himmel funktioniert, denn mit genau den gleichen geistigen Prinzipien ist auch er aufgebaut. Überall im Kosmos gelten die gleichen Gesetze, wieder nach dem kosmischen Prinzip: Wie oben, so unten.

Die Farbe Grün bedeutet symbolisch gesehen Wachstum – aus der Erde, dem Himmel entgegen. Wachstum ist ein wichtiges Thema für uns Menschen. Im Gegensatz dazu steht die Farbe Blau. Sie bedeutet Innerlichkeit, Glauben und Vertrauen. Der Himmel ist blau, aber auch die unendliche Tiefe des Meeres. Bei beidem können wir nicht bis zum Grund schauen und wissen nicht, was dahinter ist. Also braucht es in diesem Fall Vertrauen. Die Farbe Rot bedeutet Energie und Lebenskraft. Unser Blut im Körper ist rot. Die Farbe Gelb vollzieht in uns eine Öffnung. Die Sonne wird mit Gelb assoziiert. Und so gibt es noch viele Beispiele, durch die wir auch hier auf Erden erkennen können, wie Schöpfung geschieht.

Über die folgenden Strahlen-Essenzen werden wir von den Meistern „bestrahlt". Wir bekommen Nahrung aus dem Geistigen, und es findet eine Rückverbindung zur Geistigen Welt statt, die uns an das Göttliche erinnert. Denn alles, was existiert, kommt aus dem Geistigen, aus dem Heiligen Geist.

Alles, was existiert, wird vom Göttlichen bestrahlt. Die ursprünglichen Strahlen kommen aus der Ur-Zentralsonne und werden dann über verschiedenste Stationen immer weiter auf andere Schwingungsebenen heruntertransformiert, bis auf unsere materielle, irdische Ebene. Ohne diese Energie ist kein Leben möglich. Kosmische Strahlen garantieren die Erhaltung jeglicher Art von Wesen, denn alles ist geistigen Ursprungs.

Nun also zu den Strahlen der Meister in Form der Essenzen, die wir in unser Energiefeld bringen können, was für uns eine enorme Bestärkung sein kann, unseren vorbestimmten Weg zu finden und zu gehen.

Alles ist in unserem Inneren enthalten. Wir sind in die Entwicklungsphase eingetreten, in der wir von innen heraus in die Kraft kommen sollen. In unserem inneren Universum ist alles zu finden. Heute ist das wichtigste Thema, in die eigene Schöpferkraft zu gehen. Von innen heraus zu erkennen und zu spüren, wo der Weg als Nächstes hin soll. Die Haltung der Erwartung, dass Orientierung von außen kommt, wird zusehends mehr zu einer Illusion. Das Göttliche im Innersten ist unser bestes Gut. Es ist rein und unantastbar und bleibt auch so. Aus diesem Göttlichen heraus finden wir den Weg. Keiner weiß den Weg besser als unsere Seele, denn die Bestimmung liegt in uns. So wachsen wir in unsere eigene Kreativität und Eigenverantwortung hinein.

☆☆☆☆☆

7. Strahl Violett – SAINT GERMAIN

St. Germain gehört zu der Gruppe der ersten sieben Meister, die schon länger bekannt sind und mit denen die Menschen schon gearbeitet haben. Seinen Strahl nehmen wir hier zuerst, weil er die Themen Reinigung und Befreiung, Auflösung und Erhöhung in sich trägt. Diese Themen sind zurzeit als die wichtigsten zu erkennen, sei es für die Menschen, sei es für den Planeten, denn es wird noch lange dauern, bis unser Planet wirklich gereinigt ist, bis alles aufgelöst und befreit ist.

Meister St. Germain wird es sein, der die nächsten zweitausend Jahre an vorderster Front aller Meister stehen wird, als die erste Führung für die Menschen und den Planeten. Auch im Neuen Zeitalter werden seine Themen noch lange einen wichtigen Platz einnehmen. Er ist es, der in der jetzigen Zeitphase das Wassermannzeitalter einläutet.

Die Geistige Welt empfiehlt, diesen 7. Strahl als den ersten aller Meisterstrahlen anzuwenden, darum wird er hier auch zuerst vorgestellt. Der Strahl bereitet uns auf eine neue, höhere Ebene vor, um weiter mit den übrigen Strahlen der nächsten Meisterinnen und Meister arbeiten zu können. Diese Empfehlung, zuerst mit dem violetten Strahl zu arbeiten, erachtet die Geistige Welt als wichtig.

Der Strahl von St. Germain wird in uns eine Klärung bewirken und ist die optimale Vorbereitung, um dann zu den Themen der anderen Meister voranzuschreiten.

Farbe des Strahls:	Violett, wechselt im Chakra auf die Farbe Orange
Chakra:	Sakralchakra
Wochentag:	Samstag
Planet:	Saturn
Kosmisches Prinzip:	Erhöhung, Transformation, Befreiung, altes Wissen, Karmaerlösung

Wirkung der Essenz

Es ist ein Erlösungsweg, den Meister St. Germain uns anbietet. Eine Befreiung von alten, karmischen Banden. Ein Befreiungsschlag, den wir machen können.

Ein neues Tor öffnet sich. Es ist das Tor der Freiheit. Es findet Klärung statt. Auch sehr alte Schwierigkeiten können sich nun lösen. Die Energie des violetten Strahls reinigt unsere Gefühlswelt und unseren Verstand.

Da sich vieles im Inneren klärt, nehmen wir von nun an die Impulse der Seele stärker wahr. Die Wand zu unserem Inneren wird transparenter, und unser ureigenes Wesen wird für uns spürbar, es kommt klarer hervor.

Es ist eine wunderbare reinigende und klärende Energie. Sie führt uns auf den richtigen Weg – den Weg zu uns selbst. Die Energie des Strahls bringt uns auf eine neue und höhere Bewusstseinsstufe. Wir können Altes abschließen und Neues beginnen. Sie macht uns frei,

frei von alten und ausgetretenen Pfaden. Wir spüren das Neue auf uns zukommen. Der violette Strahl erweckt unsere Seele und gibt Kraft, neu zu starten.

Das Wort „Endlich“ hören wir aus dem Inneren, ausgesprochen von unserer Seele. Ein erfrischender, neuer Wind weht um unsere Nase und lockt uns, weiterzugehen, hinein in das Abenteuer des Lebens.

St. Germain spricht

Mein Kind. Wenn du mit diesem Strahl arbeitest, begleite ich dich. Von ganzem Herzen bemühe ich mich, dich auf dem Weg weiterzubringen. Die anstehenden Themen werden wir nun gemeinsam lösen. Ich helfe dir, dich genügend befreien zu können, und ziehe dich empor auf eine neue Schwingung und in eine neue Ebene. Ich bin bereit. Du auch?

In deinem Körper wird eine feinstoffliche Reinigung stattfinden. Nach dieser Reinigung wird alles in dir besser fließen können. Du wirst dich besser spüren und fühlen können, und deine Gedanken werden klarer und reiner sein.

Es wird ein erfrischender Duft, ein Frühlingsduft, über dich kommen. Ein Aufatmen, ein Durchatmen und ein neues Einatmen wirst du erleben. Ich werde dir auf diesem Weg die Hand reichen und erfreut sein, dich begleiten zu dürfen. Glaube mir, es wird zu deinem Besten sein. In dir wird vieles noch heilen, alte Wunden, alte Schmerzen, alte

Traumen. Die Vergangenheit erlischt über meine Energie.

Glaube an das Gute und an das Reine, und es wird so in dein Leben kommen. Wir begleiten dich. Geh voran!

Meditation

Mein Herz ist berührt. Berührt von der Weisheit, der Reinheit und einem wunderbaren Licht, das weiß und violett auf mich einwirkt.

Ich bedanke mich bei Meister St. Germain für seine göttliche Gnade, die mir jetzt widerfährt.

Die Energie belebt mich, befreit mich, hebt mich empor.

Violettes Licht dringt über mein Sakralchakra in mich hinein. Es fließt durch meinen Körper hindurch und füllt ihn auf. Es macht mich lebendig und klar, und es reinigt mich. Ich lasse die Umwandlung in meinem Körper geschehen. Es befreit mich von alten, feinstofflichen Schlacken und bringt mich empor zu einer neuen Wachheit in Gedanken und Gefühlen.

Eine Reinigung ist geschehen, eine Läuterung, für die ich sehr zu danken weiß.

Meister St. Germain, du mit deinem wunderbaren violetten Strahl, ich danke dir sehr für deine Arbeit, dein Werk, dein unermüdliches Dienen und deinen Einsatz beim Mitwirken an der Schöpfung. Ich danke dir.

Erfrischend fließt es durch mich durch. Ich spüre, wie es durch die feinstofflichen Adern, meine Nadis, fließt.

Die neue Frische von einem neuen Morgen wird in mir erzeugt. Danke!

ICH BIN klar und rein.
ICH BIN wahrhaftig in Gedanken und Gefühlen.
ICH BIN der ICH BIN.

☆☆☆

6. Strahl Rubinrot – Lady Nada

Auch Lady Nada gehört zu der Gruppe der ersten sieben Meisterinnen und Meister. Sie ist die Nachfolgerin von Jesus Christus, der vorher diesen Strahl geführt hat.

Lady Nada ist die Verkünderin der Liebe, der Freude und des Friedens.

Sie lässt die Liebe im Leben der Menschen neu fließen und erreicht sie mit ihrem Elan, der Freude vermittelt und unterstützend wirkt auf dem Weg ins Licht.

Farbe des Strahls:	Rubinrot, wechselt im Chakra auf die Farbe Gelb
Chakra:	Solarplexus
Wochentag:	Freitag
Planet:	Sonne
Kosmisches Prinzip:	Aktiv gelebte Liebe, Dankbarkeit, Dienen, bedingungslose Liebe

Wirkung der Essenz

Aus dem Herzen heraus dienen zu können erfüllt das Herz. Dienen ist eine wichtige Tugend auf dieser Welt. Aus dem Herzen heraus etwas gerne geben zu wollen, das ist Dienen.

Lady Nada folgt dem Weg von Jesus Christus in dem Wissen, dass seine Samenkörner, die er seinerzeit gestreut hat, jetzt aufgehen werden. Sie fühlt sich berufen, diese durch ihr Dienen an der Menschheit noch weiter aufgehen zu lassen. Das Dienen ist ein uneigennütziges, aber sehr machtvolles Handeln zum Wohle aller. Lady Nada zeigt uns den Weg dazu.

Sie zeigt ihre Größe im Wirken durch die Anmut und mit der Leichtigkeit und der wahren Freude am Tun, mit ihrer Liebe, die sie im Herzen trägt.

Lady Nada spricht

Meine geliebten Wesen auf der Erde. Ich komme zu euch in Liebe und Zuversicht. Ich strecke euch liebevoll meine Hände entgegen, im wahren Bemühen, euch damit dienen zu können. Folgt dem Weg ins Licht. Er wird euch erfüllen. So, wie er alle erfüllt hat, die diesen Weg beschritten haben. Geht immer weiter auf ihm, im Einklang mit dem Ganzen. Mit der Liebe im Herzen werdet ihr den Weg finden.

Ich begleite euch gerne als die rechte Hand von Jesus Christus, der euch allen bekannt ist. Der allmächtige Sohn Gottes hat euch damals das Licht neu gebracht. Und dieses Licht kann jetzt in euch immer mehr aufgehen.

Es ist eine neue Zeit, die kommt, nutzt sie. Mit der neuen Energie, die auf die Erde strömt, werdet auch ihr in eine Erneuerung treten. Entpuppung ist angesagt, Aufstieg ebenfalls. Das Herz wartet auf euch. Befreit euch von einer zu starken Fokussierung im Solarplexus. Diese Zeit ist abgelaufen, in der vor allem aus dem Solarplexus heraus gelebt wurde. Jetzt kommt der Aufstieg ins Herz!

Meditation

Liebe durchflutet mich. Ein wunderbares Wohlgefühl. Es füllt mich auf mit Liebe, Freude und Zuversicht. Ich öffne mich wie eine Blume, die sich in mir unter einer strahlenden Sonne ausbreitet.

Im Herzen empfinde ich die Welt. Sie erreicht mich im Herzen, und ich erreiche die Welt aus meinem Herzen. Aus meinem Herzen fließen Strahlen belebender Energie, die im Außen Lebendigkeit und Liebe entfachen. Ich bin die Liebe. Ich bin Liebe. Liebe stärkt mich, sie gibt mir die Kraft, ganz im Leben zu stehen und es zu meistern. Liebe verbindet mich mit meinen Mitmenschen. Alle Menschen liegen mir am Herzen, denn ich weiß, wir sind alle Brüder und Schwestern unter der großen Führung des Göttlichen.

Gerne gebe ich in und mit viel Liebe. Ich diene der Menschheit voller Liebe, und dankbar nehme ich an, was wieder zu mir zurückfließt.

Zu dienen erhebt und beflügelt mich. Etwas Gutes zu tun, etwas Wichtiges zu fördern oder den Menschen das zu bringen, was ihnen hilft, ist jetzt meine Aufgabe. Den Menschen in voller Liebe zu dienen. Über mein Wirken rufe ich Liebe und Freude hervor. Ich erwecke diese Qualitäten. Das Ziel eines jeden Menschen ist es, in sein Herz zurückzufinden, dort, wo die wahre und ewige Liebe be-

heimatet ist. Liebe ist etwas Unerschöpfliches. Sie ist der größte Fluss, der nie versiegt.

Liebe erzeugt neue Liebe, und der Fluss der Liebe wird auf diese Weise immer größer. Also liebe ich, wann immer ich lieben kann, und erfreue mich daran. Das ermuntert mich, weiterzumachen. Jetzt habe ich meinen Sinn gefunden. In Liebe zu dienen, walten und schalten zu können und über diese Arbeit neue Freude bei meinen geliebten Mitmenschen zu entfachen.

Ich danke Lady Nada mit ihrem Strahl, der mich beflügelt und mir die Hände reicht zu noch mehr Liebe. Liebe durchdringt mein ganzes Sein. Sie durchdringt meinen ganzen Körper, fließt überall hin, in jede Zelle. Diese ewige Liebe. Diese freudvolle Liebe. Diese lebensfreudige Liebe. Sie durchfließt meinen Körper und macht ihn lebendig und wach. Und der Körper mit all seinen Zellen, mit seinen feinstofflichen Zentren, kann sich erlauben, sich in diesem Fluss mit dem rubinroten Licht durchstrahlen zu lassen. Er wird genährt mit gesegneter Liebe.

So erkenne ich, was ich in tiefster Wahrheit bin. Ich bin die Liebe. Ich bin Liebe und Frieden. Diese ruhige und doch enorme Kraft, die jetzt durch mich fließt, erzeugt großen Frieden in mir. Ich labe mich an dieser Liebe. Ich wachse in meine wahre Größe hinein. Aufrecht gehe ich meinen Weg weiter. In klarer Ausrichtung, mit jedem Schritt meine Liebe aus dem Herzen herauszustreuen. Es sind Samen, die über dieses Säen wachsen können.

Ich danke dir, Meisterin Lady Nada, dass du uns den Liebesstrahl, den Strahl auch der Freude und des Frie-

dens, über uns erstrahlen lässt und sendest. Uns erfüllst mit reiner Liebe, die uns innerlich großen Frieden schenkt.

Danke, Lady Nada. Ich bin verbunden mit deiner Liebe und mit dir. Denn wir sind alle Brüder und Schwestern, und wir folgen deinem Weg, auf dem du uns in Liebe, Freude und Zuversicht voranschreitest.

Danke.

ICH BIN die Liebe.
ICH BIN die Freude.
ICH BIN die Lebenskraft.

☆☆☆

5. Strahl Grün – HILARION

Farbe des Strahls:	Grün, wechselt im Chakra auf die Farbe Indigo
Chakra:	Drittes Auge
Wochentag:	Donnerstag
Planet:	Jupiter
Kosmisches Prinzip:	Wahrheit als Weg, Heilung, Konzentration, Kraft, inneres Sehen

Wirkung

Der grüne Strahl von Hilarion vermittelt uns neue Kraft, bringt innere Weite und Stärke und harmonisiert unser ganzes Wesen. Dieser Strahl bringt alle unsere Energien, auch die feinstofflichen, wieder in eine neue Ordnung, wodurch sich unser wahres Wesen zeigt.

Unser Weg wird wieder bewusster erkannt, er wird durch die Kraft des grünen Strahls aufgezeigt. Wir können unsere innere Wahrheit spüren und sind in Harmonie und Kraft.

Es ist Heilung für Körper, Seele und Geist.

Wir können neue Kraft auf allen Gebieten unseres Seins schöpfen, im Grobstofflichen, wie im Feinstofflichen. Das ist für uns wichtig, um immer wieder unseren Weg weiterzugehen. Jetzt tanken wir auf und finden zu uns zurück. Wir spüren uns, unser Wesen kann neu aufleben, und die

Verbindung zu unserem inneren Wesen wird angestrebt. Dort ist unser Potenzial zu finden. Wir spüren erneut die wahre Natur unseres Wesens. So, wie wir im Inneren geartet sind. Das macht uns stark, frei und sicher. Wir lassen uns diese Energie zufließen und uns mit ihr auffüllen, bis wir gefüllt sind mit der wunderbar regenerierenden Kraft der Farbe Grün, die uns vermittelt wird.

Hilarion spricht

Meine geliebte Seele. Über diesen grünen Strahl verbinde ich mich mit dir. Ich reiche dir meine Hand und führe dich auf deinen Weg. Ich gebe dir die Kraft, die du brauchst, um auf deinem Weg weiterzugehen. Du erstarkst über meine Energie und erkennst, wer du bist.

So kommt wieder klar hervor, was deine nächsten Schritte sein werden. Unklarheiten verschwinden, und die innere Wahrheit wird sich durchsetzen.

Bleib stark, klar und in der sich nun aufbauenden Kraft, die ich dir sende. Verstehe, diese Kraft erfüllt dich mit neuer Energie. Sie belebt dich und wandelt um, was dich im Körper vorher noch geschwächt hat. Du kommst in eine neue Kraft, die Heilung in dir bewirkt. Im feinstofflichen Bereich leite ich vieles aus, was dich beim Gehen deines Weges noch ins Stolpern gebracht oder deinen Weg bis dahin erschwert hat. Jetzt bin ich da, und du kannst aufatmen, neu einatmen, gut durchatmen und weitergehen. Das wünsche ich dir. Dafür bin ich da und unterstütze dich.

Gehe in dein Herz. Im Herzen wirst du alles verstehen, auf alle Fragen eine Antwort finden. Im Herzen bist du ganz bei dir angekommen.

Du bist in deinem Herzen zu Hause. Genieße es und ergötze dich daran.

Verankere dich im Herzen, es ist deine Zukunft. Lass los und lass geschehen. Ich bin bei dir.

Grüne Wellen fließen von oben durch dich hindurch. Sie verbinden dich mit der Erde und fließen zurück aus der Erde in dich hinein. Lass diesen Vorgang in dir geschehen. Du wirst über den Himmel und über die Kraft der Erde mit neuer Energie aufgebaut. Die Wellen kommen von oben, und gleichzeitig kommt Energie von unten aus Mutter Erde. So wirst du mit frischer Energie erneuert und aufgetankt.

Meditation

Die Farbe Grün bringt mich in die Ruhe und in Harmonie. Ich atme innerlich auf und nehme den Sauerstoff in meinen Körper auf, bis in alle Zellen. So entspanne ich mich. Ich mache dieses tiefe Atmen einige Male, sodass ich mich total entspannt fühle und spüre, wie eine neu gewonnene Energie zu mir zurückfindet. Alles dehnt sich aus. Alle Chakren regulieren sich, kommen in Ordnung.

Ich atme in den Bauch. Der Bauch befreit sich von Anspannung. Es wird leichter und leichter.

Das Herz wird groß. Ich atme ins Herz und spüre dort

Ruhe und Frieden. Jetzt bin ich da! Ich spüre mich im Körper neu verbunden mit meiner Energie. Es harmonisiert sich jetzt alles in mir und um mich, auch im feinstofflichen Bereich.

Ich verharre und bleibe in dieser Gelöstheit und atme weiter tief durch, um diesen Zustand zu intensivieren. Es ist Heilung für Körper, Seele und Geist. Ich schöpfe neue Kraft.

Ich danke Hilarion, dass er mir zur Seite steht und mir diese wunderbaren Energien von Mal zu Mal neu sendet, immer dann, wenn ich bereit bin, mich für seine wunderbare Heilenergie zu öffnen. Er gibt mir die grüne Kraft. Die grüne Farbe, die alles aufbaut, nährt und harmonisiert. Diese Kraft wird mir gegeben, damit ich gesunden und sich in mir alles stabilisieren kann. Durch die neu gewonnene Harmonisierung entsteht eine Stärkung von Körper, Seele und Geist.

Jetzt bin ich wieder bei mir angekommen. Das Bild im Außen rückt sich so zusammen, wie es sein soll. Jetzt bin ich verbunden mit meinem Seelenplan. Mit dem Weg, den sich meine Seele gewählt hat. Das Wahre in mir kann neu durchbrechen. Meine innere Wahrheit darf nach außen gebracht werden.

So manifestiere ich meine Kraft nach außen. Ich zeige, wer ich bin. So ist es, so sei es.

☆☆

Liebevoll bedanken wir uns bei allen helfenden Wesen, die uns immer wieder in unsere eigene Wahrheit führen, die uns offenbart wird von der Geistigen Welt, die über uns wacht. Danke.

ICH BIN die Kraft.
ICH BIN die Stärke.
ICH BIN die Wahrheit.

☆☆☆

4. Strahl Weiß – SERAPIS BEY

Serapis Bey gehört zu den ersten sieben Meisterinnen und Meistern. Er ist der Meister, der einen wichtigen Prozess für den Aufstieg einleitet: die große energetische Reinigung, die vor dem Aufstieg stattfinden soll.

Farbe des Strahls:	Weiß, wechselt im Chakra auf die Farbe Rot
Chakra:	Basischakra
Wochentag:	Mittwoch
Planet:	Mars
Kosmisches Prinzip:	Verwirklichung durch das Ja zum Licht, Aufstieg, Reinheit, Unschuld, Klarsicht

Serapis Bey spricht

Mein geliebtes Wesen. Ich danke dir, dass ich für dich da sein kann. Gerne überreiche ich dir meinen kristallweißen Strahl, der dich mit Licht nähren soll. Du wirst dabei merken, wie gut es dir tut, so rein und klar zu werden. Ja, ich reiche dir die Hände, damit du in Körper, Seele und Geist eine neue Klarheit erlangen kannst. Das macht dich frei und transparent, und du fühlst dich leichter und beschwingter. Deine innere Wahrheit kommt wieder zum Ausdruck.

Du wirst dich wieder spüren in deinem Wesen, denn du wirst über meinen Strahl vieles abschütteln können, das dir die Sicht nach vorne versperrt hatte.

Jetzt siehst du wieder klar. Der Weg wird frei, du fühlst dich geläutert und bist motiviert, deinen weiteren Weg freudigen Schrittes zu gehen.

Natürlich begleite ich dich gerne dabei und gebe dir wichtige Inspirationen, die dir helfen, den einfachsten und leichtesten Weg für deinen Aufstieg zu finden. Das Licht erfüllt dich jeden Morgen neu, du wirst es spüren. Über Nacht werde ich dich mit neuem Licht auffüllen. Am Morgen siehst du klar und hast reine Gedanken und Gefühle. Das wird dir gefallen. Du spürst dich. So lässt es sich leichter leben.

Du und ich machen diesen Reinigungsprozess nun möglich. Gerne stehe ich dir bei. Sag Ja zum Licht. Es wird dich erhöhen und auf eine neue Bewusstseinsstufe bringen. Lass dieses kristallweisse Licht in dich einfließen, es reinigt und befreit dich.

Ich bin immer bei dir, umarme dich mit meinem weißen Licht und freue mich über dein Wachstum.

Meditation

Eine reine, frische Energie durchflutet mich. Ein blütenweißes Weiß fließt in mich ein. Es macht mich innerlich weiß und leicht. Beginnend beim Basischakra, fließt es in mich und füllt meinen Bauchbereich. Dann fließt es weiter nach oben durch den Solarplexus und kommt im Herzen an. Es macht das Herz groß und weit und strahlt weiter in die Arme, in den Hals und fließt in meinen Kopf und erfüllt sich letztendlich in der wunderschönen Lotusblüte meines Kronenchakras.

Ich bin voller Licht und Kraft. Das kristalline Weiß reinigt meinen Körper. In ihm werden jetzt feinstoffliche Unebenheiten ausgeglichen. Auch harmonisiert es die Pole von Aktivität und Passivität in mir. Meine rechte und meine linke Seite werden im Körper neu verbunden. Ich fühle mich ganz, rund und innerlich rein. Eine Leichtigkeit erfüllt mich. Ich fühle mich wie eine weiße Blüte oder ein weißes Blatt. Jetzt kann es mit Dingen neu beschrieben werden, die in meinem weiteren Leben noch auf mich warten. Viele Situationen in meinem Leben sind vorbei und gehören der Vergangenheit an. Ich fühle mich verbunden mit meinem Geist. Ich fließe mit dem Universum. Mein innerer Rhythmus hat sich ihm angepasst. Es fließt und fließt.

Reines, weißes Licht erstrahlt über mein ganzes Wesen. Es reinigt alles Feinstoffliche in mir und befreit mich von vielen Dingen, die ich nicht mehr brauche. Dieses Licht wandelt um. Es erhebt mich und bringt mich zurück in die Reinheit meines Herzens. Dort bin ich zu Hause. Aus diesem Herzen heraus erstrahlen jetzt viele Lichtstrahlen.

Ich danke Serapis Bey dafür, dass er mir seine Kraft gibt, die ich so wunderbar empfinde und die mir alles gibt, was ich im Moment brauche. Ich danke ihm aus ganzem Herzen.

ICH BIN weißes, strahlendes Licht.
ICH BIN im Licht.
ICH BIN rein und ganz.

☆☆☆

3. Strahl Rosa – LADY ROWENA

Farbe des Strahls:	Rosa, wechselt im Chakra auf die Farbe Grün
Chakra:	Herzchakra
Wochentag:	Dienstag
Planet:	Venus
Kosmisches Prinzip:	Der Weg des Herzens, Freiheit, Ästhetik, Unterscheidungskraft

Wirkung der Essenz

Mit dieser Essenz geschieht auf eine natürliche Weise eine Fokussierung im Herzen. Die feinen Strömungen machen es weit und offen. Es ist leicht, das Herz nun als ein wirksames Instrument im Leben zu gebrauchen. Unser Leben wird dadurch leichter. Wir werden feinschwingender, denn das Herz kennt immer die richtigen Worte, die es braucht, und aus dem Herzen heraus ist jede Tat gerecht und wohltuend.

Lady Rowena spricht

Meine geliebte Seele. Ich bin bei dir und führe dich auf deinem Weg. Ich verbinde dich mit dem Herzen, deinem göttlichen Instrument. In diesem Instrument ist alles, was du brauchst, enthalten, um den Erdenweg erfolgreich zu bestreiten.

Ja, ich sage das so. Damit meine ich nicht, dass du streiten sollst. Aber manches Mal braucht es Mut, den Weg der Liebe und des Herzens zu gehen. Vieles muss überwunden, durchgestanden werden, und viele alte Konzepte fallen dadurch auseinander.

Diese Konzepte sind von Menschen gemacht. Sie bestehen in der Geistigen Welt nicht. Also werde frei und lass fließen, was immer aus deinem Herzen kommt. Alles, was in deinem Herzen gelagert ist, der Schatz des Herzens, ist von reiner Natur. Also lass es fließen. Gib es weiter. Gib es den Menschen weiter und lass sie spüren, dass du für sie da bist und du ihnen Liebe schenkst. Dass du sie liebevoll und mit viel Gefühl unterstützt, um die Einheit unter den Menschen zu fördern.

Das Bewusstsein, dass wir alle eins sind, bewirkt beim Menschen, dass er hilft, gibt und führt. Es ist wohltuend für jede Seele, einem Menschen zu begegnen, der solche Dinge tut, wohltuend für die ganze Welt. Die Welt braucht den rosafarbenen Strahl wie nie zuvor. Er reinigt, befreit, macht tolerant und bestärkt die göttliche Gerechtigkeit.

Diese Qualitäten sind in jedem Menschen vorhanden. Und derjenige, der sie lebt, lebt diese Qualitäten zugleich der Menschheit vor. Das bezweckt, dass andere sich daran aufrichten können. Es weckt gleichzeitig auch in anderen diese Qualitäten. Es fließt weiter. Aus deinem Herzen hinaus hinein in die Welt, hinein in andere Herzen, bis hinein in das Herzzentrum unserer geliebten Erde. Es wird geschehen. Es wird so kommen. Bleib auf diesem Weg, wir sind dir dankbar für jede Hilfe, die du anderen gibst.

Sei gesegnet auf deinem Weg.

Auf deinem Herzensweg sei gesegnet!

Meditation

Die rosafarbene Energie verbindet mich mit dem Herzen. Mein Herz wird wach und klar und öffnet sich wie eine Lotusblüte. Ich danke Lady Rowena, dass sie bei mir ist, um diesen Prozess in meinem Herzen zu vervollständigen. Ich spüre mein Herz. Mein Herz öffnet sich – es öffnet sich für die Welt. Ich habe ein Herz für Ungerechtigkeiten, und ich spüre im Herzen die wahre Gerechtigkeit. Ich bin bereit, aus dem Herzen heraus zu handeln, immer dann, wenn eine solche Handlung notwendig ist.

Ich atme in mein Herz. Es beschert mir Freiheit, Weite und Erkenntnis. Ich erkenne, was getan werden soll und was nicht. Wo der Weg durchgehen soll und wo nicht. Ich kann es sehen, ich kann es fühlen, ich kann es spüren. Jeder Mensch, jedes Tier, jede Pflanze, jedes Wesen liegt mir am Herzen. Und ich bin für sie alle da, falls es nötig ist.

In meinem Herzen ist es weit und klar, und es hat viel Platz. Ich nehme über mein Herz die Verbindung zum Licht und zur göttlichen Welt wahr. Zu der Engelwelt, zu den geistigen Wesen, die vom Göttlichen geschickt werden, um mich zu führen und zu leiten. Ich kann sie alle über mein Herz wahrnehmen, und ich bin dankbar dafür.

Mein Herz erfüllt sich in Dankbarkeit.

Die Energie des rosafarbenen Strahls trifft mein Herz, fließt ein in mein Herz, öffnet es und macht es weit und klar. Sie reinigt und befreit mein Herz.

Dieses Rosa nimmt Raum ein in meinem ganzen Körper. Es verteilt sich überallhin, nach unten und nach oben. Ich lasse es zu, ich lasse es geschehen. Es fühlt sich wohltuend und weich an und erfüllt mich mit Leichtigkeit.

Die Farbe Rosa bewegt sich weiter über meinen Körper hinaus und bildet ein großes, rosafarbenes Herz. Ich bin dieses große Herz. Die Herzensgüte, die Herzensweisheit, die Klarheit des Herzens fließt jetzt überallhin, und mir ist bewusst: Im Grunde genommen bin ich ein geistiges Wesen hier auf der Erde. So wandle ich weiter auf meinem Weg, in dem Bewusstsein, dass es so ist. Ich streue meine Gaben aus dem Herzen heraus überallhin, wo es nottut. Ich gleiche aus. Es gibt eine höhere Gerechtigkeit, und ich diene ihr über mein Handeln. Es erfüllt und befreit mich, wenn ich Not lindern kann. Wenn ich Liebe schenken kann, mit großer Zärtlichkeit und Feinheit.

Ich danke dem Impuls von Lady Rowena, ihrer Liebe zu mir und zu allen, dass sie mir diese wunderbare Energie geschenkt hat. Im Wissen, dass diese rosa Energie mich durchfluten und ein Stück mehr mit ihr und zu der Engelwelt verbinden wird. Ich danke Rowena. Danke!

Liebe sei mit mir. Selbstlose Liebe, reine Liebe. Danke!

ICH BIN die Liebe in Tätigkeit.
ICH BIN die Gerechtigkeit.
ICH BIN voller Liebe und Zärtlichkeit.

☆☆☆

2. Strahl Gelb – KONFUZIUS

Auch Konfuzius gehört zu der Gruppe der ersten sieben Meister. Er ist der Nachfolger von Meister Kuthumi, der vorher diesen Strahl geführt hat, jetzt aber den zehnten Strahl leitet.

Farbe des Strahls:	Gelb, wechselt im Chakra auf die Farbe Violett
Chakra:	Kronenchakra
Wochentag:	Montag
Planet:	Mond
Kosmisches Prinzip:	Lernen, geistige Horizonterweiterung, Heiterkeit, Menschlichkeit, Wissen

Wirkung der Essenz

Der gelbe Strahl steht für das Geistige. Er erhellt uns, macht innerlich leicht und frei. Das Geistige und die innere Weisheit werden erweckt sowie das Bewusstsein, dass wir im Grunde hier auf dem Planeten geistige Wesen sind. Durch die Leichtigkeit und die Erhellung dieses Strahls können wir vieles abwerfen und bekommen Zugang zu unserer Heiterkeit und unserem Humor.

Konfuzius spricht

Meine gute Seele. Hier ist Konfuzius. Gerne gebe ich dir die Kraft meines gelben Strahls, damit du mit ihm gehen und weitergehen kannst auf deinem Weg. Jeder Mensch ist auf einem geistigen Weg, so auch du. Ich fühle mich beglückt, dass du dich mir zuwendest. Gerne begleite ich dich tiefer in dich hinein.

Mein goldgelber Strahl wird dich in Leichtigkeit und Klarheit neu erstrahlen lassen. Er reinigt deinen Geist und holt ihn neu hervor. Und diese geistige Kraft wird über dich strahlen, in dich einfließen, dich inspirieren und neu aufleben lassen.

Schweres fällt von dir ab. Du merkst, dass du ein geistiges Wesen bist. Dein Horizont wird sich erweitern. Und über diese Erweiterung wird dir klar, wie leicht du im Grunde geworden bist. Ich mache dich leicht und im Geist frei. Du wirst das Gefühl bekommen, dass du geistig fliegen kannst, wie ein Vogel von Ort zu Ort.

Benutze diese Energie. Sie ist nicht an Raum und Zeit gebunden, denn der Geist kann alles überfliegen. Er kann überallhin. Es sind ihm keine Grenzen gesetzt. Benutze sie. Im Geist bist du absolut frei. Du kannst reisen.

Gerne begleite ich dich auf deinen Reisen, und ich gebe dir meine Farbe Goldgelb in dein Kronenchakra, damit sich im Kopf alles erhellen, neu formieren und in die kosmische Ordnung kommen kann. Damit dein Geist erwachen kann und wieder voll im Leben steht.

Die gelbe Kraft wird deinen ganzen Körper füllen und

dich in Leichtigkeit erstrahlen lassen. Du fühlst dich frei. Der Schmetterling hat sich neu entpuppt.

Und wir zwei, du und ich, freuen uns daran.

Dann reiche ich dir die Hand und führe dich in dein Inneres zu deinem geistigen Tempel. Du hast viel altes Wissen in dir. Viele Weisheiten hast du gesammelt auf deinen Wegen, über viele Leben lang. Und alle diese Weisheiten sind in deinem inneren geistigen Tempel gelagert.

Jetzt kannst du erneut Zugriff dazu finden. Es wird dich beglücken, und du wirst dich in wahrem Reichtum fühlen. Du wirst ein König in deinem eigenen Tempel sein. Er ist voller wertvollen Gaben, von dir erkoren und für dich. Nimm sie wieder in die Hand und integriere sie erneut in dein Leben. Nimm sie mit dir und lass dich erfüllen von deinem geistigen Reichtum. Verbinde dich mit ihnen, sie werden dich erheben. So wird dir ganz klar das Bewusstsein gegeben, dass du in Wahrheit ein geistiges Wesen bist.

Du bist Geist. Und dieser Geist ist unsterblich. Dieser Geist wird immer sein. Ich bitte dich: Wenn du wieder im Besitz deiner vielen geistigen Gaben bist, verstreue sie auf deinem Weg. Gib dein Wissen weiter. Gib es an andere Menschen, die es brauchen und suchen. Wir sind dir sehr verbunden, wenn du das tust.

Wir leben momentan in einer wichtigen Zeit, in der dieses Wissen gebraucht wird. Überall wird es gebraucht. Also gib es an andere weiter. Verstreue es auf deinem Weg. Lass es nicht nur in dir sein, sondern lass es fließen, damit es Früchte tragen kann. Nicht nur in deinem Inneren, sondern auch im Außen.

Wir freuen uns, wenn dieses geschieht. Ich begleite dich, und durch unsere neu gewonnene Verbundenheit bin ich mit dir und du mit mir. Und so soll es sein.

Ich schicke dich mit deiner Weisheit in die Welt und werde dir dabei immer zur Seite stehen. Ich danke dir für deine Arbeit.

Gehe und reise mit deinem Geist. Lerne und erfahre!

Meditation

Die Farbe Gelb erstrahlt und erfüllt sich in mir. Ich empfinde mich als eine Sonne. Strahlend, leuchtend, im satten, erquickenden, goldenen Gelb. Dieses wunderbare Gelb fließt über mein Kronenchakra ein und erfüllt meinen Körper. Es fließt von oben nach unten und auch in die Breite. Und es fließt weiter, dehnt sich über meinen physischen Körper weit hinaus in meine feinstofflichen Körper hinein. Und das Strahlen wird immer größer. Ich bin wie eine Sonne.

Das Gelb reinigt, befreit mich und macht mich leicht und locker. Ich fühle mich frei. Eine Heiterkeit steigt in mir auf. Ich freue mich. In meinem Bauch spüre ich sie. Es ist die Freude am Leben und an allem, was existiert. Ich bin da. Ich bin angekommen. Ich bin bei mir.

Dieser gelbe Strahl macht Schweres leicht, löst es auf. Die Leichtigkeit, die sich in mir ausbreitet, verleiht mir Flügel. Es senkt sich ein neues Bewusstsein in mich. Aus diesem Bewusstsein kann ich schöpfen. Neue Ideen zei-

gen sich, ich sehe neue Wege, bekomme Inspirationen, die für mich wichtig sind. Sie kommen von meiner Seele. Ich komme meinem Seelenplan näher durch dieses Gelb. Geistigkeit erfüllt mich. Ich bin beseelt von vielen, neuen Möglichkeiten, die mein Geist mir jetzt offenbart und anbietet. Ich sehe klar und weit, und ich weiß wieder, welcher Weg der meine ist. So gehe ich leichten Schrittes weiter, beflügelt von den neuen Inspirationen und Ideen. Mein Geist ist wach, und meine Seele singt.

Ich danke Meister Konfuzius für diese wunderbare Energie des goldgelben Strahls, die er mir sendet. Er verbindet mich wieder mit dem Geistigen. Das Geistige wird in mir durch sein Dasein erweckt. Durch seine Präsenz, durch seinen Strahl. Ja, ich will! Ich will aus diesem Geistigen heraus schöpfen. Ich will dieses Geistige umsetzen. Ich will es leben. Ja, ich will!

Danke, Konfuzius, für deine wunderbaren Inspirationen. Sie beleben mich und machen mich leicht wie eine Feder. Und trotzdem stehe ich da, stark in meinem Bewusstsein ICH BIN. Danke!

ICH BIN klar im Geist.
ICH BIN frei und leicht.
ICH BIN erwacht in meiner Weisheit.

☆☆☆

1. Strahl Blau – EL MORYA

Farbe des Strahls:	Blau, bleibt im Chakra in der Farbe Blau
Chakra:	Halschakra
Wochentag:	Sonntag
Planet:	Merkur
Kosmisches Prinzip:	Den göttlichen Willen über den eigenen stellen, Schutz, Stärke, Mut

Wirkung der Essenz

El Morya schenkt uns Klarheit im Denken und Handeln. Er macht uns stark und sicher. Er fördert und unterstützt uns bei jedem Ausdruck, der uns ein Bedürfnis ist, weil er von der Seele kommt. Er ist ein klarer und direkter Meister und lehrt uns die Fähigkeit, uns ebenfalls direkt und klar auszudrücken, damit wir ohne Probleme verstanden werden können.

Der Schutzmantel seines blauen Strahls umhüllt uns. Dadurch entsteht ein inneres Gleichgewicht zwischen unserem Inneren und dem Außen.

El Morya spricht

Meine geliebte Seele! Ich bin für dich da, wann immer du mich brauchst. Fühle meine Stärke und meine Kraft. Ich stelle mich neben dich, wenn ich da bin. Unterstützend sollen diese Kräfte sein, damit du deinen Weg gradlinig weitergehen kannst. Du weißt, ich verbinde den Himmel mit der Erde.

Über meinen blauen Strahl bekommst du Zugang zum Göttlichen. Zum göttlichen Wissen, zum göttlichen Einklang und zu einer Kraft, die aus dem Göttlichen kommt.

Ich helfe die gerne bei den Aufgaben, die dir gestellt werden. Klarheit soll in dich einfließen, damit dein Inneres zum Ausdruck kommen kann. Erkenne dich selbst, dann erkennst du auch die Welt. Sieh klar und wisse, wer du bist. Lass deine Kräfte fließen, wie immer sie fließen wollen. Zeige den Menschen, was du in dir trägst an Weisheit, Wissen, Qualitäten und Talenten. Lass es aus dir herausströmen in die Welt. Gib es weiter in andere Hände. So soll es sein. Ein Fluss von einem zum anderen.

Bleib dir treu, bleib bei dir, in deiner Kraft, in deiner Energie und in deiner Stärke. Es wird dich vor vielem bewahren.

Wie ein Fels in der Brandung sollst du sein, feststehend, aufrecht, den Schwierigkeiten trotzend.

Lerne, für dich zu sein. Mit dir zu gehen. Suche die Verbundenheit mit deinem Göttlichen. Nähre es. Ich stehe dir bei. Ich helfe dir dabei, greife dir unter die Arme, stütze und motiviere dich.

Es kann vieles sein, das aus dir herausfließen will. Lass es zu. Über meinen blauen Strahl wirst du es erkennen.

Ich gelobe dir, ich werde bei dir sein. Gehe mutig voran.

Meditation

Es umhüllt mich eine Kraft. Die blaue Farbe umhüllt mich, schützt mich und bettet mich ein. Ich bin in mir. So werde ich meiner selbst gewahr. Es ist ein sanftes und gutes Gefühl, meine Aufmerksamkeit auf mich zu richten.

Nach außen hin entsteht ein gesunder Abstand. Meine Wahrnehmung kann sich nach innen wenden, und ich darf in mein Inneres eintauchen. In dieser Tiefe verbinde ich mich mit meinem wahren Sein.

Ja, ich bin in mir, mit mir,und habe Zugang zu meiner inneren Kraft, Stärke und Gewissheit. Ich bin klar. Ich verbinde mich mit meiner wahren Energie. Diese steigt jetzt in mir auf und sucht sich einen Weg. Sie will sich über mich im Außen manifestieren.

Ja, ich will! Ich will meine Energie nach außen tragen, mich zeigen, mich ausdrücken. Ich will meine Energie zum Ausdruck bringen.

Es fließt über mich ins Außen, in die Welt. Es ist meine Kreation, die ich nach außen trage. Mein Bild, das ich im Inneren trage und das jetzt nach außen fließen kann und dort manifest wird.

Weiter fließt das Blau durch mich hindurch. Es ist wie Wasser, wie eine Quelle, die nicht versiegt. Ich bin im absoluten Fluss, in meiner absoluten Kraft. Und diese Kraft macht mich groß und stark.

Ich weiß, was ich will, und ich werde es tun. Es fließt aus einer Tiefe heraus, die nicht mehr die meine, sondern göttlich ist. Ich bin angekommen in einem inneren, heiligen Raum, in dem das Göttliche zu Hause ist. Jetzt transportiere ich meinen inneren Schatz nach außen in die Welt. Ich realisiere mich. Ich kreiere, tue, was getan werden muss. Ich setze um. In mir fließt göttliche Kraft. Sie belebt mich, sie befreit mich von meinem eigenen Ich.

Sie treibt mich an, weiterzugehen und Neues umzusetzen. Nach außen zu bringen, was nach außen gebracht werden soll. Ja, ich bin da!

Ich stehe da in neu gewonnener Kraft und Stärke und bin verbunden mit der göttlichen Energie. Sie fließt durch mich hindurch. Das Göttliche fließt zu mir hinab und wieder nach oben zurück. Ich bin verbunden mit dem göttlichen Kreislauf.

Ich weiß, was zu tun ist. Und ich tue es.

Gott sei bei mir. Danke!

Danke, El Morya, für deinen blauen Strahl, der durch mich fließt, mich belebt, mich befreit, mir die Kraft gibt, über mich hinauszuwachsen und aktiv zu werden. Zu tun, was getan werden soll. Blau fließt durch mich, und weckt alles in mir, was geweckt und umgesetzt werden soll.

Danke, Meister El Morya, danke!

ICH BIN die Weisheit.
ICH BIN die Klarheit.
ICH BIN in Tätigkeit.

☆☆

Die nächsten fünf Strahlen beleben die neuen feinstofflicheren Zentren. In diesem Buch werden sie als Chakren bezeichnet. Sie befinden sich im, aber auch über dem Körper und öffnen den Weg zum Hohen Selbst.

Mit ihnen ergibt es wieder die Zahl Zwölf, die ein Ganzes und auch den erfolgreichen Abschluss einer Zeitperiode bedeutet. In diesem Fall bezieht sie sich auf die letzten zweitausend Jahre. Mit Zwölf an der Zahl kann immer ein Kreis geschlossen werden, und zugleich ist damit eine Ganzheit erreicht.

Die neue Welt, das Goldene Zeitalter, wird mit der Zahl Dreizehn arbeiten und somit einen neuen Zyklus einleiten.

☆☆☆

8. Strahl Aquamarin – MAHA COHAN

Der achte Strahl ist der erste der fünf Strahlen, die unsere fünf neuen feinstofflichen Chakren anregen. Alle diese Strahlen haben den Sinn, uns innerlich zu vervollkommnen und werden uns in unsere wahre Größe hineinwachsen lassen.

Farbe des Strahls:	Aquamarin
Chakra:	Brunnen der Träume, im hinteren Kopfbereich zwischen dem Halschakra und dem Dritten Auge
Planet:	Chiron
Kosmisches Prinzip:	Die eigene Wahrheit leben, Klarheit, altes Wissen, Einweihung, Erhöhung, Segen

Wirkung

Wenn der Strahl Aquamarin einstrahlt, öffnet sich in uns ein Sternentor. Das Bewusstsein, dass wir von den Sternen kommen und dort unser Zuhause zu finden ist, wird über diesen Strahl voll und ganz geweckt und in uns integriert. Dadurch entsteht ein erweitertes Bewusstsein hin zum großen Ganzen.

Der aquamarine Strahl ist der erste der fünf neuen Strahlen und bildet eine wichtige Brücke zwischen den bereits schon bekannten sieben und den neuen fünf Strahlen. Er verbindet die beiden Gruppen miteinander, wirkt als eine wichtige Zwischenstation und bildet zugleich einen neuen Boden für die nachfolgenden neuen Strahlen.

Maha Cohan spricht

Mein Kind. Gerne nehme ich dich an die Hand und zeige dir die neuen Möglichkeiten deines Seins, die jetzt auf dich warten. Komm mit mir. Ich erweitere deinen Horizont, und du wirst klar erkennen können, wer du bist und welche spirituellen Kräfte noch in dir schlummern.

Ich helfe dir, zu erwachen, in dir zu erwachen. Mit großer Freude stehe ich dir bei dieser Geburt zum geistigen Wesen in einer neuen Ebene bei. Sei getragen von mir. Lass los und vertraue mir. Sicher und leicht bringe ich dich in verschiedene neue Ebenen deines Seins.

Ich öffne dir ein Tor. Du darfst es durchschreiten und wirst merken, wie lange deine Seele schon auf diesen Moment gewartet hat. Alles wird nun leichter und freier sein in dir.

Die Geistige Welt erwartet dich. Freue dich darauf.

Meditation

Aquamarinfarbenes Licht strahlt in mich ein. Es verteilt sich langsam und intensiv in meinem Körper. Diese Farbe wandelt im Inneren des Körpers vieles um. Sie öffnet mich, macht mich transparent. Sie veredelt mein Wesen. Ich werde zu neuem Licht geführt. Es wird hell in mir. Eine neue Klarheit entsteht. Ich verstehe vieles neu. Das kosmische Bewusstsein erwacht in mir. Ich atme auf. Ich ruhe im aquamarinfarbenen Lichtzustand und schwelge darin.

Jetzt fühle ich mich als ein geistiges Wesen. Mein geistiger Horizont erweitert sich. Ich fühle ganz klar, dass ein geistiges Wesen in mir ist, das mir Botschaften sendet. Die innere Stimme ist erwacht. Ich höre sie um einiges stärker als je zuvor.

Eine Energie der Weisheit rieselt über mich. Ich lasse es zu. Es gefällt mir.

Ich fühle mich getragen. Es ist, als wenn ich im Ozean auf dem Wasser liegen würde. Es schaukelt mich auf dem Wasser. Ich bin verbunden mit der Tiefe des Meeres und mit den Sternen. Sie strahlen auf mich hinab.

So schaukele ich immer mehr in einen höheren Bewusstseinszustand hinein. Altes Wissen wird in mir wach. Plötzlich verstehe ich. Die innere Stimme ist gegenwärtig. Ich kann sie um Auskunft über die verschiedenen Bereiche meines Lebens bitten.

Ein inneres Tor hat sich aufgetan, ein Tor des Wissens und der Weisheit. Ich fühle mich gut.

Vielen lieben Dank, Maha Cohan, dass du mich mit

deinem Strahl auf eine neue Ebene meines Seins begleitest. Danke vielmals!

ICH BIN die Weisheit.
ICH BIN ein Kind von den Sternen.
ICH BIN von geistiger Natur.

☆☆☆

9. Strahl Magenta – JESUS SANANDA

Farbe des Strahls:	Magenta
Chakra:	Thymuschakra, zwischen dem Herz- und dem Halschakra
Planet:	Neptun
Kosmisches Prinzip:	Spirituelles Wissen, Führung zum Aufstieg ins Herz, Liebe über alle Grenzen

Wirkung der Essenz

Jesus Sananda wirkt über den Strahl Magenta. Durch seine weitere Entwicklung in den letzten zweitausend Jahren hat er seinen vorherigen sechsten Strahl Rubinrot an Lady Nada weitergegeben. Durch die neue Schwingung, die er jetzt in sich trägt, ist sein Name nicht mehr länger Jesus Christus, sondern Jesus Sananda.

Dieses Magenta öffnet uns für die Nächstenliebe und macht uns frei für das kosmische Bewusstsein. Wir gleichen uns dem kosmischen Fluss an und schwingen mit dem Großen Ganzen. Eine Verbundenheit mit allem entsteht.

Jesus Sananda spricht

Meine geliebten Erdenkinder. Immer bin ich für euch da gewesen, so, wie ich es euch gesagt habe. Lange Zeit war es so, und es wird so bleiben. Es liegt mir am Herzen, dass ihr euch innerlich findet. Dass ihr lernt zu verstehen, welcher Weg zu euch selbst führt. Es ist das schönste Gefühl, wenn man bei sich selbst angekommen ist. Der größte Schatz liegt im Inneren, und so soll es auch sein.

Ich unterstütze dich gerne, mein Erdenfreund, meine Erdenfreundin. In dieser verheißungsvollen Zeit strecke ich dir beide Hände entgegen und bin Tag und Nacht für dich da, wenn du mich rufst. Ich bin da! Glaube es mir. Ich werde dich auf dem Weg in dein Herz unterstützen. Ich werde dich auf dem Weg ins Licht unterstützen.

Glaube an das Unmögliche, und es wird möglich werden. Wunder können geschehen. Jetzt sind wir in diese Zeit eingetreten. Es geht alles schnell. Darum gehe mit dem Fluss des Lebens, der sich dir jetzt anbietet. Du kommst schnell voran, ungewohnt schnell. Vertraue diesem Fluss, auch wenn es dich manchmal unsicher macht. Das ist normal. Es ist viel Neues, was auf dich zukommt. So soll es sein. Die Neue Zeit ist da. Sie ist angebrochen. Und wir haben alle lange Zeit auf diesen Moment gewartet. Der Aufstieg steht vor der Tür, der Aufstieg vieler Menschen.

Damals, vor zweitausend Jahren, bin ich mit wenigen reifen Wesen aufgestiegen. Jetzt werden es viele sein. Und darum glaube daran: Auch bei dir ist es möglich, in deinem jetzigen Leben. Ja!

Für diese wichtige Aufstiegszeit sind wir nun alle da. Wir, alle zwölf Meister und Meisterinnen an vorderster Front. Dahinter die ganze Meistergruppe und unzählige andere lichtvolle Wesen. Wir sind glücklich, euch einen solchen Dienst erweisen zu dürfen. Auch für uns ist es eine wichtige Zeit. Alles im Universum schwingt jetzt eine Stufe empor, also geht es auch bei uns nun eine Stufe höher. Das ist Gottes Plan, den wir gerne unterstützen, indem wir helfen, ihn zu erfüllen. Wir von oben auf der geistigen Seite, und ihr von unten auf der Erdenseite. So arbeiten wir Hand in Hand.

Viele von euch sind es, die mich unterdessen zu ihrem Führer gemacht haben. Und ich danke jedem Einzelnen, dass es so ist. Dadurch hat mein Werk nun Früchte getragen, und das Licht, das ich auf die Erde gebracht habe, hat gewirkt. Und die geistigen Samen, die ich gesät habe, sind aufgegangen. Das macht mich glücklich und froh. Ich werde euch nicht enttäuschen. Keinesfalls!

Weiter und weiter werde ich mithelfen, die Mühe in eurem Alltag zu verkleinern. Die Leichtigkeit des Seins soll bei euch sein, auch wenn es manchmal im Leben schwer ist. Ich helfe euch, im Licht zu bleiben, auch wenn das Dunkle über euch kommt. Ich bin da für euch. Glaubt an mich, ruft mich, und das Licht wird immer größer. Um dich und um uns beide.

Gehe deinen Weg weiter. Ich führe dich.

Meditation

Warmes Magenta fließt in meinen Thymusbereich ein. Es öffnet mein Herz, macht es groß. Es wandert überallhin und füllt mich auf. Dieses wunderbare Magenta!

Ich danke Jesus Sananda für seinen Strahl. Ich danke ihm, dass er mir die Hände reicht und mir diese wunderbare Christusenergie über diesen Strahl vermittelt und sie so erneut in mich einfließen kann. Ja, wir alle sind Brüder und Schwestern. Wir alle sind ein Funke Gottes, ein Funke von Licht. Und dieses Licht wird siegen.

Der Weg ins Licht wird mich dorthin führen, wohin ich schon immer gehört habe.

Trost kommt auf mich zu und Barmherzigkeit. Diese Energie füllt mich auf. Ich werde getröstet. Vieles habe ich erlebt, auch viel Schmerzhaftes. Jetzt kann Heilung geschehen über den Strahl von Jesus Sananda.

Er heilt mich. Vieles löst sich auf, und das Magenta befreit mich von alten Schmerzen, die ich einmal durchlebt habe.

Ich danke dir, Jesus Sananda, dass du mich führst. Ich danke dir, dass du mir die Hände reichst. Ich danke dir, dass du mich beseelst mit deinem Strahl. Alles in mir ist warm. Die Herzenswärme ist überall, die Wogen haben sich in mir geglättet. Ich bin dir dankbar.

Frieden sei auch in mir.

Danke dir, Jesus Sananda.

ICH BIN erfüllt mit Liebe und Frieden.
ICH BIN im vollen Licht des Christusbewusstseins.
ICH BIN, der ICH BIN.

☆☆☆

10. Strahl Gold – KUTHUMI

Farbe des Strahls:	Gold
Chakra:	Etwa fünfzehn Zentimeter oberhalb des Kopfes
Planet:	Uranus
Kosmisches Prinzip:	Vollendung, Selbsterkenntnis, Frieden

Wirkung der Essenz

Es ist ein Ankommen am Portal in das Ewige. Viele Kreise schließen sich in unserem Leben nun endgültig. Wir schließen mit vielem ab, um frei zu werden für unser inneres großes, geistiges Wesen.

Wir orientieren uns auf dem Weg nun vermehrt auf unser Weiterkommen in das Geistige. Die ewigen Werte und die kosmischen Gesetze werden für uns nun wichtig.

Alles Vergangene wird nochmals betrachtet, es geschieht eine große Rückschau über alles Erlebte, Erfahrene und Erlangte. Zusätzlich wird innerlich ausgesiebt, was für uns in der Zukunft weiteren Bestand hat und was nicht. Das, was nach dieser Prüfung noch Gültigkeit hat, wird innerlich als das wahre Gold betrachtet und geht ein in die Ewigkeit. Ein goldener Abschluss steht bevor.

Wir ziehen das wirklich Echte und Wichtige aus allen Erdenerfahrungen heraus. Dieser Prozess findet in unserem seelischen Bereich statt. Das Erreichte wird umgewandelt in Gold. Dieses Gold ist eine Konzentration unseres geistigen Guts, das wir mitnehmen in die neue Dimension.

Wir dürfen königliche Gefühle hegen bei diesem großen Rückblick über alle unsere gelebten Inkarnationen. Jetzt ist die Zeit, in der es zu einem erfolgreichen Abschluss kommt.

Kuthumi spricht

Ich bin hier, um dir die Sonnenseite des Lebens zu gönnen. Ich nehme dich an die Hand und ermuntere dich zuzugreifen, auch da, wo Luxus und feine, wertvolle Dinge sind, die etwas kosten können.

Es spielt keine Rolle, gönne es dir. Ihr sollt Freude haben am Leben, und je mehr ihr euch darauf einlasst, desto mehr werdet ihr merken, was für euch wertvoll ist.

Das, was für dich wertvoll ist, ist dein wahres Gold. Und darüber solltest du keinesfalls stolpern, dass du es dir nicht gönnst oder es nicht als wichtig befindest. Gönne es dir. Luxus erhebt dich. Die Freude an Schönem erhebt dich. Wenn du dich mit schönen Dingen umgibst, erhebt es dich. Es gibt dir Kraft und ein gutes Selbstwertgefühl.

Nimm dir Zeit für das Gute, das Schöne und das Wertvolle. Es soll in deinem Leben Platz haben. Es verändert deine Einstellung zum und das Gefühl gegenüber dem Leben.

Die alten Griechen sind dafür ein Vorbild. Sie haben sich immer wieder ganz bewusst mit schönen Dingen umgeben. Sie haben sich diese Schönheiten ganz bewusst angesehen und sich daran erfreut. Sie wussten, Schönes und Edles tut er Seele gut.

Eine solche Einstellung bewirkt etwas. Es bewegt viel, und das möchte ich dir zeigen. Lass dich führen in die wahre Fülle, in das Schöne, in das Ewige. Denn Gold ist ein ewiger Wert. Er wird nie vergehen.

Die schönen Künste und das Irdische haben einen wichtigen Platz und Sinn im Leben eines Menschen: Er soll sich gut fühlen.

Wenn ihr sagt, dass für euch nur das Geistige wichtig ist, dann geht ihr an etwas ganz Entscheidendem vorbei. Dann werdet ihr durch eine solche Einstellung vielleicht missmutig, weil ihr euch das Schöne versagt. Dadurch habt ihr es schwerer, durchs Leben zu kommen.

Es sind irdische Geschenke. Nimm sie an.

Ich lenke meinen Strahl auf diese schönen Dinge. Ich lenke meinen Strahl auf dich, dass du offen bist und dir etwas gönnst, dass du deine Schönheit erkennst und dir Gutes tust. Dass du dich mit schönen Dingen umgibst. Es geht um dein Wertgefühl.

Ich werde dich führen. Lass es zu.

Fülle ist überall, und jeder darf in Fülle leben. Glaube es mir – es ist ein wahrer Wert, der nie versiegt.

Öffne dich dafür, öffne dich.

Meditation

Der goldene Strahl wird auf mich gelenkt. Er sprüht von oben her kleine, wunderbare Goldpartikel über mich. Ich werde vergoldet in meinem Sein. Vieles habe ich erreicht in meinem Leben. Ich darf auf viele Projekte zurückschauen, die mir geglückt sind und die ich nun abschließe. Ich spüre meinen inneren Reichtum, den ich aus meinem reichhaltigen Leben gezogen habe.

Ein großer Frieden wird in mir manifest. Indem ich auf meinen langen Erdenweg zurückschaue, werde ich ganz ruhig. Ich sehe, dass ich vieles in Ordnung gebracht habe und über allem nun Frieden herrschen kann.

Jetzt wird der Reichtum, den ich aus allen meinen Inkarnationen ziehen kann, innerlich vergoldet, damit diese geistigen Werte für immer bleiben können und in mir in die Ewigkeit eingehen. So kann ich mit vielem, das hinter mir liegt, abschließen und frei werden.

Die vielen Projekte der Vergangenheit machen mich innerlich reich. Der Erdenweg liegt nun fast hinter mir, und ich darf in dem Wohlgefühl zurückschauen, dass mir vieles geglückt ist.

Der goldene Strahl arbeitet in mir. Er gibt mir das Gefühl, wertvoll zu sein und stärkt im Solarplexusbereich mein Selbstwertgefühl. Es verbindet den Solarplexus mit meinem Herzen.

Ich darf in wahrer Zufriedenheit leben, im Außen und im Innen.

Das Außen ist ein Ausdruck meines Inneren. Ich darf

Schönes um mich haben. Es erhebt mich, und ich habe es verdient.

Es gibt mir ein gutes Gefühl, dass ich es wert bin. Auch wertvolle oder künstlerische Gegenstände darf ich in meiner Umgebung haben. Ich bin es mir wert, und sie sind symbolisch einen Ausdruck dafür, dass ich vieles erreicht habe.

Ich protze nicht damit, sondern freue mich an der Schönheit und Pracht, die sie ausstrahlen.

Das wahre Gold liegt in meinem Inneren. Etwas im Inneren ist so gereift, dass es nun rund ist und in die Ewigkeit eingehen kann.

Dieses innere Gold ist eine Konzentration aus einem langen Prozess durch viele Erdenleben hindurch. Zuletzt, wenn der Weg abgeschlossen ist, wird das Erlangte zu Gold. Dieses innere Gut gehört jetzt mir. Aber es wird als Nächstes zum Wohl vieler ins Außen fließen.

Ich bin den Weg gegangen. Dieses Gold ist das Endprodukt einer ausgereiften Arbeit.

Ich fühle mich innerlich reif. Ich fühle großen Frieden in mir. Ich strahle meine Reife und meinen Frieden aus. Es wird meiner Umgebung zugute kommen.

Das Gold, das ich als ein gesammeltes geistiges Werk in meinem Inneren trage, wird nun ewig sein und eingehen ins Große Ganze. Es ist wertvoll für mich und das Universum.

ICH BIN in großem Frieden.
ICH BIN wertvoll.
ICH BIN geboren in innerer und äußerer Schönheit.

11. Strahl Pfirsich – MAITREYA

Farbe des Strahls:	Pfirsich
Chakra:	Nabelchakra
Planet:	Pluto
Kosmisches Prinzip:	Weisheit des Herzens, ewiger Frieden, emotionale Ausgeglichenheit

Wirkung der Essenz

Das eigene Gold aus allen bisher geleisteten Aufgaben und Werken auf der Erde hat sich herauskristallisiert. Ein Frieden, der ewig ist, entsteht in uns. Mit vielem konnte erfolgreich abgeschlossen werden, und ein neues Selbstwertgefühl gegenüber unserer Persönlichkeit wird im Inneren immer manifester. Dieses ermöglicht es uns, noch mehr in unsere wahre Größe und in die eigene Kraft hineinzuwachsen. Der Dauerzustand des ICH BIN rückt immer näher.

In uns entsteht eine ewige Ruhe, egal, was im Außen passiert. Lassen wir uns nicht mehr aus der inneren Balance und dem Frieden bringen.

Alles ist in uns, dieses Bewusstsein liegt nun klar auf der Hand. Wir sind in unseren inneren göttlichen Raum eingetreten. Die Herausforderung dabei wird sein, dort endgültig Fuss zu fassen, uns trotz äußeren unharmonischen Einflüssen oder anderen weltlichen Übeln nicht aus der inneren Weisheit und dem neu erworbenen Frieden bringen zu lassen. Wenn wir trotz aller äußeren Stürme im Herzen bleiben, sind wir nur noch positiv. So geht in unserem Leben die Tür für das Negative endgültig zu.

Jetzt gilt es, sich endgültig auf das Ewige und seine Werte zu stützen, um im Einklang mit dem Ganzen bleiben zu können. Alte Wege sind gegangen, Türen haben sich geschlossen. Die Herausforderung in dieser wichtigen Übergangsphase ist nun, nicht wieder auf in Alte zurückfallen, weil das Neue noch nicht da ist, und das in uns Entdeckte und Gefundene zu leben. Wir sollen jetzt voll und ganz auf den neuen Weg bauen!

Maitreya spricht

Mein geliebtes Wesen! Danke, dass du dich mir zuwendest. Ich reiche dir gerne die Hand auf deinem neuen Weg, der sich nun vor dir öffnet. Ich bin stolz auf dich und auf das, was du alles erreicht hast. Nun bin ich für dich da und möchte dich mit meinem pfirsichfarbenen Strahl stärken und nähren.

Bleib in deiner großen Ruhe und in deinem Friedenszustand. Ziehe dich immer wieder zurück, damit du innerlich deinen neuen Weg ausbauen kannst. Ich werde dich dabei unterstützen. Du bist jetzt vielen Menschen deiner Zeit voraus. Die meisten können dich deshalb nicht mehr verstehen, aber wir verstehen dich!

Du bist reif geworden wie eine herrliche Frucht, die bereit ist, ihre Süße der Menschheit zu schenken. So wirst du dich noch vollständig entwickeln können, indem du dich in alles, was neu kommt, hineinbegibst.

Um nochmals auf die Frucht zurückzukommen: Ich erkläre dir, wo genau du dich in deinem Prozess befindest. Du hast mit vielem abgeschlossen. Dein wahres Gold in Form von Stärken, Talenten und Weisheit liegt dir zu Füßen, und du bist dir dessen bewusst.

Weil du nun mit mir sprichst und ich den pfirsichfarbenen Strahl führe, nehmen wir jetzt gleich als Beispiel eine Frucht, den Pfirsich (Maitreya schmunzelt in sich hinein). Du bist nun zu einem wunderschönen reifen Pfirsich herangewachsen. Das Gold in dir ist, symbolisch gesehen, der Kern, der im Inneren eines jeden Pfirsichs liegt. Durch diesen Stein, wenn er der Erde zugesetzt wird, kann ein neuer Pfirsichbaum heranwachsen. Und an diesem Baum werden wieder neue Pfirsiche hängen. Verstehst du diesen Vergleich?

Du bist nun eine reife Frucht. In dir ist etwas ausgereift. Wenn du deinen Samen an die Welt weitergibst, werden die Menschen davon profitieren können. Dein geistiges Gut geht so weiter. Über andere Menschen wird durch deren Umsetzung dein geistiges Gut größer und größer.

Jesus hat dasselbe gemacht. Er hat über sein geistiges Gut auf seinem Weg Samen verteilt. Rund um den Globus ist seine Lehre in den letzten zweitausend Jahren verkündet worden. So ist es auch bei uns Meistern. Über das, was wir in uns tragen, sind wir befähigt, anderen diesen Weg zu weisen.

Durch unser Wissen und unsere Ausstrahlung unterstützen wir die Menschen, auch in das kosmische Bewusstsein einzutreten und in sich ihre Anlagen ausreifen zu lassen.

Wenn du im kosmischen Bewusstsein bist, bist du eins mit allem und jedem. Es fließt dann durch dich hindurch. Es ist das wunderbarste Gefühl überhaupt, das sich ein Mensch vorstellen kann. Du schwingst mit dem Universum, mit dem Kosmos, mit jedem lebendigen Teil davon.

Jetzt kannst du auf ewig ein bewusster Teil davon werden. Wenn du die alten Türen schließt, bist du endgültig angekommen.

Bleib in deinem wunderbaren Zustand.

Meditation

Der pfirsichfarbene Strahl fließt wohltuend in mich hinein. Mein Bauch füllt sich mit dieser Farbe. Ich werde ganz voll damit. Ja, ich fühle großen Frieden und Harmonie in mir. Das Gefühl ist leicht und frei. Das geistige Wesen in mir hat nun genügend Platz, es darf über mich wirken. Mein Bauch hat einen direkten Zugang zu meiner Seele. Ja, ICH BIN.

Ich bin im Ewigen angekommen. Nun darf ich dort, in meinem innersten heiligen Raum, kundtun, wie es weitergeht. Dort ist mein neues Zuhause. Von dort aus werde ich von nun an leben und wirken. Meine Herausforderung ist nun, dass ich in diesem neuen Raum bleiben kann.

Ich traue mich, die Türen der Vergangenheit endgültig zu schließen. Ich baue auf mein inneres Gold, das mir einen neuen Weg eröffnen wird.

Ich habe mich erkannt. Ich habe mich gefunden. Nun weiß ich, dass ich über mein Geistiges und meine erlangte Weisheit der Welt etwas zu geben habe.

Ich bereite mich in meinem heiligen Raum darauf vor. Ich lasse die Inspirationen meiner geistigen Führer zu. Ich lasse mich führen. Ganz führen. Mein inneres Gefühl und meine Intuition weisen mir den Weg. Mein Herz hat über vieles gesiegt und wird mir von nun an die erste Begleitung auf dem weiteren Weg sein. Mein Weg wird sich zeigen. Es braucht Zeit.

In der Zwischenzeit stabilisiere ich mich in meinem neuen und frischen Zustand von absoluter Freiheit und tiefem inneren Frieden. Ich bin mit mir wahrlich im Einklang. In großer Ausgeglichenheit und emotionalem Frieden.

Jetzt bitte ich dich, Maitreya, dass du mir mit deinem Strahl hilfst, in diesem wunderbaren Zustand zu bleiben. Mein Herz will es.

Lass mich in diesem enormen emotionalen Frieden sein. Schütze mich vor den großen Wellen des Lebens.

Danke, Maitreya, für deine wunderbare Arbeit, die du an mir getan hast. Es ist unbeschreiblich, dieses als Mensch erleben zu dürfen. Danke!

ICH BIN im Frieden.
ICH BIN in innerer Harmonie.
ICH BIN verbunden mit allem und jedem.

12. Strahl Opal — SANAT KUMARA

Farbe des Strahls:	Opal
Chakra:	Etwa 30 Zentimeter oberhalb des Kopfes
Planet:	Isis
Kosmisches Prinzip:	Liebevolle Begleitung ins Neue Zeitalter

Wirkung der Essenz

Von nun an sind wir nicht mehr emotional erpressbar. Wir stehen vollkommen in unserer eigenen Kraft und gehen sofort vollständig in die Selbstverantwortung. Wir wissen, dass wir der Zeit voraus sind und dadurch fast ausschließlich auf innere Zeichen und Impulse bauen sollen. Hilfe von Außen zu erwarten wird zunehmend illusorischer, weil das nötige Verständnis für unseren neu errungenen Zustand fehlt.

Die alte Zeit ist abgeschlossen. Wir sind der Zeit voraus und schließen uns der neuen Kraft an, die uns das Tor zur Spiritualität und den göttlichen Fähigkeiten komplett öffnen wird. Und wir genießen die liebevolle Begleitung in eine neue Realität hinein. Wir sind angekommen!

Die geistige Familie wird uns liebevoll empfangen und uns den neuen Weg weisen. Sie heißt uns willkommen.

Nun gilt es, uns immer wieder mit dem kosmischen

Fluss zu verbinden, um im Neuen bleiben zu können.

Sanat Kumara und Lady Venus sind ein Paar und auf dem Planeten Venus zu Hause. Die Venus ist, symbolisch gesehen, die größere Schwester der Erde und zugleich für uns Menschen ein wichtiges Symbol für Fülle und Reichtum auf jedem Gebiet. Auch die Wichtigkeit der Familie wird uns über die Kräfte der Venus wieder nähergebracht. Es ist kein Zufall, dass diese zwei herrlichen Wesen, Sanat Kumara und Lady Venus, zusammen diesen letzten Strahl führen. Es passt, dass sie auch als Paar wirken, denn die Familie ist im Grunde genommen heilig. Besonders auf der Venus wird die Familie als Heiligtum zelebriert.

Sie als Paar heißen uns willkommen, wenn wir über die Schwelle in die neue Welt gehen. Es ist das ganz große Tor, das sich nun für uns öffnet. Jetzt werden wir mit den verschiedensten Meistern neu in Verbindung treten, weil wir selbst in unserer Meisterschaft stehen. Wir nähern uns endgültig der großen Gruppe aller Meisterinnen und Meister. Unsere Meisterschaft ist voll im Tun.

Sanat Kumara und seine Gefährtin Venus bilden für uns die Brücke zur Meisterebene, und zugleich strecken sie uns voller Freude über den langen Erdenweg, den wir schon gegangen sind, die Hände entgegen. Sie weihen uns in ihr Leben auf der Venus ein, denn diese hat erreicht, was unsere Welt noch im Begriff ist zu werden.

Sanat Kumara und Lady Venus bilden die Brücke zu einer höheren Ebene, zu einer neuen Art zu leben, zu einer neuen Art zu sein. Wir sind eingebettet in ein Ganzes und in alles, was wir brauchen. Wir sind an unserem, seit jeher angestammten Platz. Das werden Sanat Kumara und Lady Venus uns vermitteln und uns helfen, damit sich alles Neue in unserem Leben nun immer mehr manifestieren kann.

Danken wir ihnen für ihre großartige Arbeit!

Sanat Kumara spricht

Gerne reichen wir dir die Hände zu dem großen Übergang in die neue Dimension. Wir beide, Lady Venus und ich, stehen an der Pforte des großen Sternentors, das dem Menschen als sein höchstes Ziel bestimmt ist, wissend, dass du nun bei uns ankommst. Wir freuen uns sehr über das Wiedersehen, auf das wir lange Zeit gewartet haben. Du wirst von uns allen liebevoll empfangen. Hinter uns stehen erwartungsvoll viele Lichtwesen, die sich mit uns freuen.

Wir übergeben dir viele neue Geschenke, die du für dein Weitergehen brauchst und durch den erfolgreichen Abschluss deines Weges mehr als verdient hast.

Große Freude herrscht über dein Erscheinen. Wir begleiten dich nun liebevoll weiter. Sei getrost: Wir lieben dich! Alles Neue ist für dich arrangiert.

Tritt ein in die neue Welt!

Meditation

Ich stehe in einem neuen Licht. Es blendet mich, aber ich erquicke mich zugleich daran. Es ist wie eine Geburt. Ich bin auf dem Gipfel meines Aufstiegs angelangt. Ich bin frei. In ewiger Liebe und im ewigen Frieden stehe ich da. Gottes Energie wirkt.

Liebevoll werde ich von vielen Lichtwesen empfangen und freudig wie auch neugierig bewundert. Ja, nun trete ich ein in die neue Dimension. Alles ist da, alles ist bereit für mich.

Ich fühle mich geborgen. Ich komme zurück zu meiner wahren Familie. Es erfüllt mich ganz tief im Herzen. Ich bin gerührt. Diese Rührung sehe ich auch auf den vielen Gesichtern, die mir entgegenlachen.

Es ist ein freudiger Moment, die Ebene des Neuen Zeitalters zu betreten.

Im Innen wie im Außen bin ich neu geworden. Alles in mir fließt. Alles ist da. Ich bin frei und erwacht in neuem Glanz.

Jetzt erkenne ich, wer ich wirklich bin. Ich kann meine wahre Größe spüren und erkenne meine Fähigkeiten an, die ich in mir trage. In mir jubelt es. Ja, es ist geschafft!

Danke an alle, die mir auf dem Weg so wunderbar geholfen haben, diesen letzten Berg auch noch zu besteigen.

Ich fühle mich ganz. Ich weiß, wer ich bin. Meine Energien als geistiges Wesen fließen mit mir und dem ganzen Universum. Ich bin verbunden für immer.

ICH BIN angekommen.
ICH BIN zu Hause.
ICH BIN voller Liebe und Zuversicht.

☆☆

Die folgenden zwei zusätzlichen Essenzen sind sogenannte „Nebenstrahlen", die aber zu einer Komplettierung des Übergangs in das Neue Zeitalter zunehmend wichtiger werden.

☆☆☆

Der Strahl ERDENSTERN

Farbe des Strahls: Schwarz-weiß

Das Chakra Erdenstern ist nicht im Körper zu finden. Man könnte es als Nebenchakra beziehungsweise neuzeitliches Fußchakra bezeichnen.

Es ist etwa fünfzehn Zentimeter unter unseren Füßen zu finden. Man könnte diesen Strahl gut einem dreizehnten Chakra unter unseren Füßen zuordnen.

Die Energie ERDENSTERN wird wichtig werden, da sie uns genügend erden kann in einer Zeit, in der unser Körper feinstofflicher wird. Über diese Energie entsteht im neuen Energiefeld von uns Menschen ein wichtiges Gleichgewicht zwischen Oben und Unten, da die fünf neuen Strahlen uns im oberen Bereich unseres Körpers öffnen.

Der Strahl Erdenstern verbindet uns zudem mit Mutter Erde. Die Augen werden für das Wohl der Erde geöffnet. Die Bedürfnisse der Erde in ihrem jetzt eigenen, großen Umwälzungsprozess werden dadurch deutlicher wahrgenommen. Wir entwickeln ein Herz für die Gesundhaltung unseres Planeten. Sein Wohl liegt uns am Herzen.

Zudem entwickeln wir über diese Energie feinstoffliche Wurzeln, die tief in die Erde hineinreichen. Symbolisch gesehen wie ein Baum, der ein genau gleich großes Wurzelwerk besitzt wie seine für uns sichtbare Krone. Mit der Essenz ERDENSTERN entwickeln wir eine große Standfestigkeit und gute Bodenhaftung, was uns wiederum den

Weg durch die Stürme des Lebens leichter beschreiten lässt.

Zudemverbinden wir uns mit dem Licht im Inneren unserer Erde, was sehr schön ist. Der Himmel ist nicht nur oben in der Geistigen Welt zu finden, sondern auch im Inneren der Erde. Dort ist viel, viel Licht. Durch diese neue Verbindung mit ihr nehmen wir von unten über unsere Fußchakren Licht auf.

Diese neue Verbundenheit berührt unsere Seele, und so wird es für uns immer wichtiger, sorgsam mit unserem Planeten umzugehen, denn die Erde ist ein Wesen, das lebt.

ICH BIN verankert in der Erde und im Himmel.
ICH BIN in meine Größe und Stärke gewachsen.
ICH BIN in großer Liebe und Verbundenheit
zu Mutter Erde.

☆☆☆

Der Strahl SILBER

Farbe des Strahls: Silber

Dieser Strahl ist erst vor kurzem auf die Erde gekommen und seit 2004 aktiv. Er steht in direkter Verbindung zu der neu aufblühenden und hier auf der Erde immer stärker werdenden weiblichen Kraft.

Er stabilisiert und stärkt die urweibliche Kraft, die auch die Kraft des Planeten ist und in uns Menschen liegt. Die weibliche Kraft wird über diesen Strahl gefördert und geweitet.

Der Wunsch der Geistigen Welt ist es, die weibliche Kraft auf dem Planeten und bei den Menschen zu stärken und rund um den Planeten zu spannen. Diese Kraft schließt auch die weibliche Weisheit mit ein. Der Strahl SILBER symbolisiert und manifestiert sie und hilft mit, alte Ungleichgewichte endgültig zu befreien und zu heilen.

Silber gehört zu Gold. Zusammen ergeben sie ein Ganzes. Das Gold finden wir im zehnten Strahl. Gold symbolisiert das Urmännliche, Silber das Urweibliche.

☆☆☆

Warum brauchen wir jetzt die Strahlen-Essenzen der Aufgestiegenen Meister?

Die Aufgestiegenen Meister stehen zwischen dem Göttlichen und den Menschen. Sie haben sich verpflichtet, für die Menschen da zu sein, damit auch diese den Aufstieg schaffen.

Jeder von ihnen kennt den Weg des Aufstiegsund hat alles Wissen, um den Menschen bei ihrem Aufstieg zu unterstützen.

Jeder Mensch, der diesen Aufstieg schafft, wird zu einem großen Geschenk für das Universum. Er ist ein Geschenk an den Himmel, an das Licht, und durch seinen Aufstieg verstärkt er den Sinn der Präsenz der Meister und macht ihre Arbeit erfolgreich. Das Licht und das göttliche Bewusstsein vergrößern sich um ein weiteres Wesen, denn dieses Wesen kehrt endgültig zu der großen geis-tigen Familie zurück, zu der es gehört, zu den vielen Wesen, die noch nie auf der Erde waren, zu denen, die den Aufstieg bereits geschafft haben und zur eigenen Seelenfamilie. Sie alle warten freudig auf der anderen Seite im Licht.

Es findet ein großes Fest statt, wenn eine solche Seele den Weg zurück ins Licht gefunden und sich aus dem Labyrinth des Lebens gewunden hat. Dieser Mensch hat über seinen Aufstieg vieles erreicht und mit vielem abgeschlossen. Er hat alles in Ordnung gebracht und ausgeglichen, was noch auszugleichen war. Alle Kreise konnten sich in seinem jetzigen Leben, aber auch in den früheren, schließen. Er ist im absoluten Frieden mit sich selbst und allen, mit denen er sich irgendwann einmal verbunden hat. Er ist frei. Für immer, und er kann auch frei entscheiden, ob er noch einmal auf dieser Erde inkarnieren will oder nicht.

Der Himmel steht ihm offen. Er kann zurück zu Seinesgleichen, zu seiner geistigen Familie, die auf ihn wartet, die ihn die ganze Zeit über gefördert, aber auch vermisst und entbehrt hat. Er war ein Teil seiner Familie, der lange Zeit gefehlt hat und jetzt zurückkommt, und es wird ein großes Fest stattfinden. Die Meister betonen immer wieder, dass es sich lohnt, diesen Weg zu gehen. Sie stehen neben uns, führen uns, strecken uns ihre Hände entgegen und geben uns ihre Kraft und Energie.

Sie sind uns auf dem Weg voraus, haben ihn für uns geebnet, und so sind sie im geistigen Sinn wie unsere Väter und Mütter, die immer für uns da sind. Wir dürfen ihnen vertrauen und diesen Weg nun gehen.

Danken wir ihnen!

Jeder Mensch, der aufsteigt, stellt zugleich einen Sieg für das Licht dar. Es bedeutet aber auch für diesen Menschen, über die Dunkelheit und den Schatten und den anderen Pol auf der Erde diesen Sieg zu erlangen.

Und es ist zugleich auch ein Sieg für die Geistige Welt, die uns unumwunden und unermüdlich hilft und für uns da ist, bis wir es geschafft haben.

Welche Einweihungsschritte machen wir mit den jeweiligen Meistern?

Lernprozess mit St. Germain:
Auflösung und Erhöhung
Lernprozess mit Lady Nada:
Selbstlose Liebe und Dienen
Lernprozess mit Hilarion:
Kräftigung und inneres Sehen
Lernprozess mit Serapis Bey:
Einweihung ins Licht
Lernprozess mit Lady Rowena:
Liebevoller Ausgleich, Fokus aufs Herz
Lernprozess mit Konfuzius:
Verbindung zum Geistigen
Lernprozess mit El Morya:
Göttlicher Wille, Macht, Schutz
Lernprozess mit Maha Cohan:
Eintritt in ein spirituelles Leben
Lernprozess mit Jesus Sananda:
Aufstieg ins Herz
Lernprozess mit Kuthumi:
Geistiger Abschluss und Frieden
Lernprozess mit Maitreya:
Weisheit des Herzens
Lernprozess mit Sanat Kumara:
Eintritt ins Neue Zeitalter

Die göttlichen Gaben-Essenzen von SANANDA

Wertvolle Leitplanken auf dem Weg ins Licht

Jesus Sananda gehört der Gruppe der zwölf Meister und Meisterinnen an, die jetzt an vorderster Front mithelfen, den Übergang von Planet und Mensch erfolgreich zu bewältigen.

Und dazu schenkt er uns hier neue Essenzen. Diese richten sich nach den kosmischen Gesetzen und stellen göttliche Tugenden dar, nach denen die göttliche Welt lebt. Sie stabilisieren uns für den Weg ins Licht und in unser ICH BIN.

Es geht nicht darum, mit den folgenden Essenzen Jesus Sananda aus der Meistergruppe hervorzuheben, das wäre falsch gedacht. Alle diese Meister und Meisterinnen sind gleichwertig. Sie bilden eine Einheit, und gemeinsam sind sie wie ein großes Herz. Alle von ihnen haben den Erdenweg erfolgreich durchlaufen und mit einer Meisterschaft abgeschlossen. Nun sind sie Aufgestiegene Meisterinnen und Meister und unterstützen uns von oben, damit auch wir unsere Meisterschaft und den Aufstieg in Angriff nehmen können.

Jesus Christus hatte in den vergangenen zweitausend Jahren für die gesamte Menschheit eine ganz besondere Bedeutung. Rund um den Globus kennt man seinen Namen und seine Lehre. Er ist für die Menschen ein Messias, der den Weg ins Licht, das Heil und die Erlösung, verkündete. Er zeigte damals mit seinen Worten und Taten den Menschen auf, wie es möglich ist, sich aus dem Labyrinth des Lebens zu befreien. In seinem letzten Leben auf der Erde spielte er für uns Menschen, vom Geistigen her gesehen eine sehr wichtige Rolle. Und, was das Allerwichtigste ist: Er zeigte immer wieder auf den Weg der Liebe, indem er diesen Weg selbst ging.

Weiterhin hat er die Aufgabe für uns Menschen übernommen, uns geistig zu begleiten, und das über einen Zyklus von zweitausend Jahren. Diesen Dienst an uns Menschen verkündete Jesus bereits zu Lebzeiten. Darum stand er als Begleiter der Menschen an erster Stelle aller zwölf Meisterinnen und Meister. Heute nähern wir uns dem Ende dieses Zyklus, dem Fischezeitalter.

In der kommenden Zeit werden sie sich alle mit ihrer Energie für den Übergang in die Fünfte Dimension einsetzen. Jeder von ihnen wird eine wichtige Rolle spielen, denn wir brauchen sie alle. Im Neuen Zeitalter wird sich Jesus Sananda vor allem als Führer der Menschen annehmen, die im Begriff sind, ihren Aufstieg zu vollziehen. Sein Zepter als erster Führer aller Menschen und als Beschützer dieser Erde wird er beim momentanen Übergang in die Fünfte Dimension an Meister St. Germain übergeben. Dieser wird den Dienst übernehmen und die Menschheit und den Planeten für die nächsten zweitausend Jahre führen. Mit dem Wechsel zu St. Germain wird offiziell das Wassermannzeitalter eingeläutet.

Es geht in der Neuen Zeit um eine große Reinigung des Planeten und um die Festigung des erworbenen Aufstiegs der Erde und aller Lebewesen auf ihr. Der Planet und die Menschen sollen sich auf der Schwingungsebene der Fünften Dimension stabilisieren und sich in dieser Dimension neu einrichten können.

Jetzt aber wird Jesus Sananda für uns Menschen nochmals wichtig, indem er uns zeigt, wie Heilung und Erlösung für uns Menschen geschehen können und uns Essenzen schenkt, damit wir den Aufstiegsweg müheloser vollziehen können.

Jesus Sananda lebte, als er auf der Erde weilte, aus seinem ICH BIN-Bewusstsein heraus. Er wollte den Menschen Mut machen und ihnen zeigen, dass es auch hier in der grobstofflichen Welt möglich ist, aus dem göttlichen Kern heraus zu wirken. Er war ganz mit dem kosmischen Fluss verbunden und ließ sich von seiner geistigen Familie führen und inspirieren. Dadurch konnte er sein Werk innerhalb kürzester Zeit umsetzen und die göttliche Flamme auf die Welt und somit jedem Menschen neues Licht bringen.

Jesus Sananda gibt uns zweitausend Jahre später erneute Lichtstöße durch seine Essenzen „Göttliche Gaben". Bei vielen von uns ist der göttliche Same in der Zwischenzeit gewachsen, und die Zeit ist reif, in der das Göttliche in uns voll erblühen darf.

Dieser göttliche Kern, das ICH BIN, ist in jedem Menschen vorhanden. Tief im Innern liegt es, dieses unentdeckte, wunderbare Juwel. Aber nun nähern wir uns diesem göttlichen Kern mit jedem Jahr mehr. Schicht um Schicht haben wir in uns abgetragen, um immer mehr ins

Echte, Wahrhaftige zu kommen. Wir nähern uns dem Bewusstsein ICH BIN, das uns auf den Weg ins Licht führt.

Jesus Christus sagte seinerzeit: Der Weg ins Licht führt über mich. Nun ist die Zeit dafür gekommen. Er nimmt uns an die Hand und geleitet uns auf den Weg, den auch er gegangen ist. Er weckt in uns die große Kraft, durch die wir in das Christusbewusstsein hineinwachsen. Tief innen wissen wir um die göttlichen Weisheiten, nun dürfen sie zum Vorschein kommen.

Vielleicht hat jemand schon von der *I AM-Bewegung* gehört. Es gab sie bereits zu Beginn des Zwanzigsten Jahrhunderts. Es war eine Vorboten-Zeit, das erste Erwachen und die Morgendämmerung auf dem Weg ins Licht. Diese Bewegung entstand in Amerika und kam später auch zu uns nach Europa.

Jesus Sananda sagte in seinen Reden immer wieder: ICH BIN. Damit meinte er aber nicht sich als Person, sondern seinen innersten, göttlichen Kern.

Er meinte: ICH BIN, der ICH BIN, der ich immer war und immer sein werde. Er wollte auf diesen göttlichen Kern aufmerksam machen, denn dieser war immer schon im Menschen vorhanden. Er wurde uns von Anbeginn unserer Reise durch die Welt der Dualität mitgegeben, und in ihm ist alles enthalten, was wir Menschen brauchen, um unseren Inkarnationsweg erfolgreich zu durchlaufen und abzuschließen. Diesen göttliche Kern brauchen wir, denn er ist ein wichtiges Werkzeug zur Orientierung auf dem Weg ins Licht und funktioniert wie ein Richtungsweiser. Hören wir auf diesen Kern, wird er uns den Weg zeigen, und wir bewegen uns im kosmischen Fluss. Genau nach einem solchen Zustand sehnen sich heute viele Menschen.

Das war aber nicht immer so. Während unserer unendlich langen Reise durch die vielen Inkarnationen hindurch haben wir durch unseren Willen ein eigenes Ego entwickelt. Wenn wir im Ego sind, sind wir in unserer kleinen Welt, das unser Ego erschaffen hat. Dann sind wir vom göttlichen Fluss abgetrennt und bewegen uns in einem eigenen, selbstkreierten kleinen Universum. Aber immer, wenn wir mit unserem Innersten verbunden sind, weilen wir im Göttlichen.

Uns wurde auf der lange Reise durch die Welt der Dualität hier auf Erden ein eigener Wille mitgegeben, damit wir über diesen Willen eigene Wege begehen konnten. Es war Gottes Plan, und so durfte es sein. Hätten wir hier auf Erden allezeit nur mit dem göttlichen Willen leben müssen, hätten wir gleich im Himmel bleiben können! Nur durch einen eigenen Willen bekam der lange Erdenweg des Menschen einen Sinn.

Es wurde uns für den Weg ein eigener Wille mitgegeben, damit wir mit dem Leben experimentieren können, denn die irdische Welt birgt große Erfahrungs- und Lernmöglichkeiten. Dazu brauchen wir einen eigenen Willen. Den persönlichen Willen des Menschen zu akzeptieren wird von göttlicher Seite als das allerwichtigste aller Gebote betrachtet. Niemand wird sich hier einmischen. Das Geschenk des Lebens gehört ausschließlich dem Menschen selbst, und er entscheidet, wie er es leben will.

Denn es ist sein Leben, und das absolut uneingeschränkt. So soll es sein!

Alle Erfahrungswerte und das Gelernte der Menschen kommen dem Göttlichen zugute, denn über die unendlich vielen individuellen Wege der Menschen entsteht ein großes neues Bewusstsein, das es vorher noch nicht im Universum gab. Jeder Mensch entwickelt sich, und durch diese Entwicklung konstruiert er etwas Eigenes und Einmaliges, das ihm entspricht. So sind weltweit viele neue Dinge entstanden, und es entstehen immer weitere. Das Universum legt an Wissen zu und entfaltet sich. Der Mensch trägt so über sein Bewusstsein zu dem universellen Bewusstsein bei, das sich auf diese Weise weitet. Alle Erfahrungswerte aller Lebewesen fließen wieder ins Universum zurück, denn sie sind geistiger Natur. So entwickelt nicht nur der Mensch ein eigenes Bewusstsein, sondern es kommt letztendlich auch dem göttlichen Bewusstsein zugute.

Durch die vielen Erfahrungen durchläuft der Mensch auf Erden einen gewaltigen Bewusstseinsprozess. Er lernt sich kennen. Bewusst kennen. Eine solche Entwicklung läuft in erster Linie über den eigenen Willen ab.

Irgendwann fühlt sich der Mensch dann genügend entwickelt und möchte keine weiteren größeren Erfahrungen mehr machen. Die Seele signalisiert ihr Sehnen nach der Einheit. Sie möchte sich wieder mit dem Göttlichen verbinden.

Es war Gottes Plan, den Menschen einen eigenen Willen mitzugeben. Er wollte, dass sie sich mit der Zeit immer mehr bewusst werden, wer sie sind und was sie wirklich vom Leben wollen. Und das geht nur über einen individuellen Willen.

Auf dem extrem langen Weg durch die Inkarnationen gibt es viele Dinge, die erreicht werden wollen, und vieles will erlebt sein. Das Ziel ist sicherlich, dass jeder Mensch sich auf seinem Weg kennenlernt, das Leben durchlebt und zuletzt weiß, was ihm wichtig ist und was nicht.

Nach einer langen Zeit seiner Reise stellt sich eine Sehnsucht im Inneren ein: die Sehnsucht nach zu Hause. Es zieht die Seele zurück ins Geistige, und der innere Ruf wird erhört. Sie will sich wieder mit dem Göttlichen vereinen und zurück in den Zustand des Einsseins kommen und dabei zu ihrer Seelenfamilie finden.

Dann ist die Seele reif für eine Neuorientierung. Sie hat genügend Experimente, Erfahrungen und Abenteuer erlebt. Die Sehnsucht ist es dann, die sie wie ein Motor vorantreibt, auf die Suche nach Gott zu gehen.

Nun weiß niemand von uns ganz genau, was mit dem Begriff Gott eigentlich gemeint ist. Was genau Gott beinhaltet, ist von der Erde aus nicht gut zu erkennen. Von hier aus können wir schlecht in die ganze Welt des Himmels hineinsehen. Aber wir haben noch einen göttlichen Teil in uns. Dort können wir jetzt Einzug halten und verweilen, uns auftanken und aus ihm leben, so, wie Jesus Sananda es uns vorlebte. Er wollte uns zeigen, wie wir den Weg gehen können, und über ihn werden wir auch wieder in die Einheit gelangen.

Er sagte damals: In nicht ganz zweitausend Jahren werdet ihr dasselbe tun, was ich jetzt tue, und noch vieles mehr. Er bereitete uns vor für diese Zeit. Und so wird es auch geschehen!

Eine reife Seele hat nicht nur Sehnsucht nach ihrem geistigen Zuhause, sondern zugleich auch den tiefen Wunsch und das Bedürfnis, anderen Mitmenschen zu helfen. Und Hilfe benötigen viele Menschen.

In einem gereiften Bewusstsein erkennen wir, dass wir im Grunde alle Brüder und Schwestern sind. Und wir erkennen auch, dass, wenn es dem anderen gut geht, es uns auch gut geht und umgekehrt. So beginnen wir gerne und aus vollem Herzen heraus zu helfen, denn letztlich wollen alle Menschen, dass es ihnen gut geht. So können wir Gutes tun. Was nutzt es, wenn wir nur auf uns schauen und am Ende unseres Lebens allein durch das Himmelstor schreiten müssen, weil wir alles und alle hinter uns gelassen haben? Das kann sicherlich nicht der gute Abschluss eines langen Erdenwegs sein. Also wirken wir auf dieser Erde als göttliche Werkzeuge und verlängerte Arme der Geistigen Welt, so lange wir hier sind. Wir unterstützen andere und setzen das um, was uns am Herzen liegt. Wir geben Licht, Liebe und gute Gedanken in die Welt, damit sie mehr leuchten kann.

Wenn wir beginnen, so zu handeln, sind wir bereits in unserem göttlichen Kern angelangt, denn von dort aus versuchen wir, nur Gutes zu tun.

Die Essenzen „Göttliche Gaben“ wecken unseren göttlichen Kern und geben ihm Kraft, damit er sich ausdrücken kann. Dieser Kern war schon immer in uns, wird jetzt aber geweckt. Er ist ewiger Natur, wird also immer bleiben.

Die Essenzen „Göttliche Gaben“ bedeuten eine Hilfe für unseren innersten Kern, das ICH BIN. Er wird jetzt in den Mittelpunkt gestellt, indem wir auf leichte und völlig natürliche Weise unser göttliches Gut erkennen und aus ihm heraus leben. Sie lassen unser wahres Wesen entdecken und es von innen heraus strahlen.

Sie tragen die Christusenergie in sich. Diese Energie konnte Jesus Christus durch sein Leben hier auf der Erde manifestieren. Vor rund zweitausend Jahren zeigte er uns, wie der Christusweg geht. Dieses Christusbewusstsein hat sich unterdessen über die ganze Welt verbreitet. Nun ist die Zeit gekommen, in der dieses Bewusstsein neu erweckt wird und zu einer Blüte kommen will. Der Weg dazu beginnt in uns selbst. Die Geburt soll im eigenen Geist stattfinden, denn Jesus Sananda will neu auferstehen – in uns! Und daher dürfen wir alle diese wunderbaren Kräfte in Form von Essenzen annehmen und dabei in unser innerstes Bewusstsein, das ICH BIN, gelangen – und es leben.

☆☆☆

1. Essenz – KLARHEIT

Die Klarheit ebnet den Weg

Wenn wir eine innere Klarheit erlangen, kommen wir in die Ruhe und in den Frieden. Mit dieser Essenz kommt Klarheit in die Gedankenwelt und in die Gefühle. Der Zustand Klarheit beruhigt.

Nicht immer herrscht Klarheit in unserem Leben. Wenn dem so ist, muss sie erarbeitet werden. Manchmal dauert es lange, bis uns etwas klar wird. Im Gegensatz dazu gibt es Dinge, die uns klar sind, es schon immer waren und es wahrscheinlich auch immer sein werden. Wenn etwas nicht klar ist, gilt es, Geduld zu üben und zu warten, bis es sich klären kann, denn der Prozess der Klärung braucht manchmal (viel) Zeit. Aber wenn der Moment gekommen ist, in dem wieder Klarheit herrscht, sind wir befreit und atmen auf. Die Thematik, die uns vielleicht sehr lange beschäftigt hat, ist endlich klar und kann abgeschlossen werden. Dieser Platz wird frei für Neues, und wir können unseren Weg fortsetzen.

Innere Klarheit kann wachsen und macht stark. Wenn wir klar sind, strahlen wir diese Klarheit nach außen aus. Eine innere Klarheit trägt auch im Außen Früchte und kommt unserer nächsten Umgebung zugute. Eine klare Haltung stärkt bewusst oder unbewusst unser Umfeld und fordert zugleich die Mitmenschen heraus, für sich ebenfalls Klarheit zu erlangen. Unklarheiten wiederum machen schwach. Unerledigtes kostet uns unnötig Kraft, die wir für andere Dinge einsetzen könnten.

Wenn wir innerlich klar werden, gewinnen wir Freiraum, denn Klarheit macht stark, beflügelt und bringt uns in die Entscheidungsfähigkeit. Auf unserem Weg durch das Leben wird immer wieder Klarheit gefordert, damit wir weitergehen können. Wenn wir uns über gewisse Dinge nicht mehr klar sind, bleiben wir automatisch an diesem Punkt stecken. Es entsteht ein innerer Stopp, weil wir nicht mehr wissen, ob der bis jetzt eingeschlagene Weg immer noch der richtige ist. Also lohnt es sich für uns, immer wieder erneut an der Klarheit zu arbeiten.

Mit dieser Essenz findet eine Klärung in Gedanken und Gefühlen statt. Dadurch stehen wir in einer neu gewonnenen Stärke da. Für unsere Umgebung sind wir klarer erkennbar. Sie kann spüren, wer wir sind und was wir wollen. Das ist wichtig, denn Menschen, die viele Unklarheiten in sich tragen, sind auch von außen her schlecht einzuschätzen. Man weiß dann nicht genau, mit wem man es zu tun hat und was sie wirklich wollen, weil sie es selbst nicht wissen.

Ein klarer Mensch sendet Signale aus, was er will und was nicht. Dadurch ist er für seine Umgebung klar einzuschätzen und hat viel größere Chancen, das zu bekommen, was für ihn wichtig ist. Er bekommt so auch viel eher, was für ihn bestimmt ist.

Der Weg geht schneller voran, wenn bei gewissen Lebensthemen Klarheit herrscht. Je klarer etwas ist, desto schneller kann ein gewünschtes Ziel erreicht werden.

Was will ich, und was nicht? Wo geht mein Weg hin? Welches sind die nächsten Schritte, die ich unternehmen will? Und welche davon sind nicht so wichtig? Es gibt immer wieder Momente im Leben, in denen Entscheidungen zwingend notwendig sind. Plötzlich stehen wir an einem Scheidepunkt, an dem es wichtig ist zu erkennen, wie es weitergehen soll. Dann braucht es Klarheit. Ohne innere Klarheit ist es nicht möglich, eine gute Entscheidung zu treffen. Jede klare Entscheidung öffnet zugleich einen neuen Weg.

Je klarer wir Signale aussenden, wer wir sind und was wir wollen, umso klarer kann auch das Universum darauf reagieren. Die Reaktion im Außen spiegelt dann unser Inneres. Wir können jederzeit klarer werden. Es bedeutet Arbeit an uns selbst, indem wir an den aktuellen Themen, die uns beschäftigen, dranbleiben, bis sie klar sind. Es lohnt sich, dieses zu tun, denn es ist schön, innerlich immer klarer zu werden. Das Leben wird so um ein Vielfaches einfacher. Fragezeichen verschwinden zugunsten von Klarheit.

Eine große Klarheit bedeutet auch eine Hilfe für unsere Nächsten. Je klarer ein Mensch ist, umso mehr kann er seinem Umfeld sein Wissen und seine Erkenntnisse weitergeben, was seine Umgebung bereichert. Ein klarer Mensch ist ein wertvoller Mensch.

Im Laufe des Lebens zeigen sich immer wieder Dinge, die noch nicht genügend geklärt sind. Das ist normal. Je klarer wir wissen, was für uns wichtig ist, umso mehr halten wir die Zügel unseres Lebens fest in der Hand. Große, innere Klarheit garantiert, dass wir in unserem Leben weiterkommen, weil wir wissen, was wir wollen und was nicht.

Wir haben erkannt, was für uns wichtig ist und können zielgerecht voranschreiten.

Jeder Mensch hat die Möglichkeit, Klarheit über sich und sein Leben zu erlangen. Klarheit ist eine Tugend und entspringt dem Inneren. Sie entsteht aus einer Kombination zwischen drei Dingen, die in einem Klärungsprozess zusammenspielen: Zuerst fühlen wir in die betreffende Situation hinein, dann horchen wir auf unsere innere Stimme, was sie uns dazu sagt, und schließlich fassen wir alles zusammen und führen eine geistige Analyse anhand unserer bereits bestehenden Erfahrungen auf diesem Gebiet durch.

Die besten Signale für Entscheidungen kommen aus unserer Seele. Die Seele weiß viel mehr als wir in unserem Tagesbewusstsein. Unser Mentalbereich ist im Grunde sehr beschränkt, weil er sich nur auf Vergangenes beziehen kann. Unsere Seele aber weiß alles: Vergangenheit, Gegenwart und Zukunft, aber vor allem: ihren Seelenplan.

Lassen wir unsere Seele sprechen. Sie weist uns den Weg. Bitten wir darum, dass sie die für uns nötigen Signale und Zeichen gibt, die wir im jeweiligen Moment brauchen, damit wir unseren Weg ohne Umwege fortsetzen können. Schleier der Illusionen dürfen fallen. Unsere Seele kennt den Weg. Dankbar nehmen wir ihre Signale und Impulse an.

ICH BIN die Klarheit der Gedanken.
ICH BIN die Klarheit der Gefühle.
Klarheit fließt aus meinem ICH BIN-Bewusstsein.

2. Essenz – SELBSTLIEBE

Ich liebe mich

Diese Essenz bringt uns in die Selbstliebe. Liebe fängt immer bei uns selbst an, im Inneren. Liebe zu uns selbst ist der große goldene Schlüssel für die universelle Liebe, der die Liebe zu allem und jedem beinhaltet. Liebe verbindet und vereint. Liebe öffnet Herzen. Die Kraft der Liebe ist eine der wunderbarsten Sprachen, die ohne Worte auskommt. Liebe ist die wichtigste Energie im ganzen Universum.

Sich selbst zu lieben ist eine große Herausforderung. Denn manches Mal im Leben haben wir uns bewusst oder unbewusst abgelehnt, nicht akzeptiert oder ertragen können. Vielleicht weil wir unserer Ansicht nach unverzeihliche Fehler gemacht haben, oder wir konnten uns nicht annehmen und lieben, weil wir unseren Anforderungen von Spitzenleistung und Perfektionismus nicht genügend entsprochen haben. Vielleicht hatten wir auch große Mühe, etwas an unserem Wesen oder in unserem Leben voll und ganz zu akzeptieren.

Aber hier auf der Erde sind wir (nur) Menschen und keine geistigen Wesen. Wir leben das Menschsein, und das beinhaltet automatisch, dass wir Fehler machen, obwohl wir sie verhindern möchten.

Fehler sind wichtig, denn sie beinhalten großartige Erfahrungswerte, an denen wir Menschen wachsen können. Sie bringen uns weiter. Durch eine daraus resultierende Erkenntnis haben wir die Möglichkeit, uns kennenzulernen und zu erkennen, was für uns stimmig ist und was nicht. Es gehört zum Erdenlauf, Fehler zu machen. Wir können hier nicht so vollkommen sein wie in der Geistigen Welt. Hier ist alles begrenzt, aber trotzdem wunderschön. Doch eines ist hier nicht begrenzt: das Gefühl der Liebe! Dieses Gefühl ist dasselbe, wie wir es von der Geistigen Welt her kennen.

Ohne Liebe geht nichts. Liebe ist die zentrale Energie des Universums. Die Kraft der Liebe ist wie ein Leim, der das Universum zusammenhält. Liebe ist keinesfalls ein Luxus, sondern sie wird eine immer wichtigere Notwendigkeit.

Der Zustand, immer mehr in der Liebe zu sein, kommt unserem Umfeld sehr zugute. Sind wir in der Liebe, strahlen wir sie aus. Jesus Christus sagt in einem seiner zehn Gebote: Liebe deinen Nächsten wie dich selbst. Damit meinte er: Liebe deinen Nächsten genau in dem Maße wie dich selbst.

Doch durch die Lehren der Kirche wurde dieser Satz oft missverstanden: Liebe vor allem deinen Nächsten. Die Liebe zu sich selbst wurde falsch interpretiert. Sie bekam einen Anstrich von Egoismus, und egoistisch wollten wir ja keinesfalls sein. Diese Fehlinterpretation von Jesu Worten war eines der (vielen) großen Irrtümer der Kirche und führte über lange Zeit zu einem Verhalten der Menschheit, wie Jesus es nicht gewollt hatte. Wir wurden auf unserem spirituellen Weg gebremst, machten uns klein und erachteten uns als unwichtig, und aus dieser Haltung heraus stellten wir uns automatisch selbst in den Schatten. Und verloren das gesunde Gleichgewicht zwischen dem Ich und dem Du.

Dieses Gleichgewicht erneut herzustellen ist eine der großen Aufgaben der heutigen Zeit. Es ist viel einfacher, andere zu lieben als sich selbst. Aber nur wenn wir beginnen, uns selbst zu lieben, kann unsere Liebe auch im Außen Früchte tragen. Denn wenn wir uns wahrlich lieben können, sind wir innerlich von Liebe erfüllt. Und sie fließt aus uns heraus in Form einer wunderbaren Liebesausstrahlung in Reinheit und Klarheit. Was wir dann aussenden, ist stark und gut.

Einen Ausgleich zwischen dem Innen und dem Außen herzustellen ist auf dieser Erde immer wieder wichtig, egal, um welches Thema es geht. Das Leben zeigt es uns. Wenn kein Ausgleich da ist, bekommen wir es in Form von Rückschlägen zu spüren. Wenn wir das Gefühl haben, unseren Mitmenschen sehr viel Liebe zu geben, werden aber nie wirklich geliebt, müssen wir etwas Wichtiges lernen: uns selbst zu lieben.

Liebe und Selbstliebe stehen in direktem Zusammenhang: Nur wer sich selbst liebt, kann im Grunde genommen andere lieben. Denn jede Kritik, die wir an uns richten, wenden wir zugleich bewusst oder unbewusst auch im Außen an. Vorbehaltlos lieben können wir erst, wenn wir uns mit allen Stärken und Schwächen bedingungslos annehmen.

Wenn wir den Weg der Selbstliebe gehen wollen, merken wir, dass wir uns gegenüber eine größere Toleranz entwickeln müssen. Das wird unumgänglich sein, denn jeder Mensch hat Stärken und Schwächen. Es gilt, nicht nur die Stärken zu lieben, sondern auch die Schwächen. Eigene Schwächen anzunehmen und sich trotzdem zu lieben, das zeugt von Größe!

Die Lektion der Selbstliebe stellt einen wichtigen Meilenstein auf dem Weg ins neue Goldene Zeitalter dar. Denn wenn wir uns lieben können, lieben wir auch alles andere auf der Welt.

Liebe erzeugt Liebe. Es ist ein Funke, der auf andere überspringt. Liebe erzeugt Wärme zwischen Menschen. Liebe kommt immer aus dem Herzen. Es ist ein ewiger Fluss im Geben und Nehmen. Liebe gibt, Liebe empfängt. Nehmen wir es an!

Liebe bedeutet Leben. Wenn wir lieben, dann leben wir auf. Dann sind wir bei uns, spüren uns und sind mit unserem Bewusstsein im Herzen. Wir sind mit uns und zugleich mit allem verbunden. Liebe macht unser Herz groß. Das Herz ist das allerwichtigste Instrument für Frieden und Harmonie, Glück und Erfüllung. Ohne Herz fehlt eine liebevolle Ausstrahlung. Und nur was aus dem Herzen heraus entstanden ist, geht ein in die Ewigkeit. Je mehr Liebe wir in unserem Leben empfinden, umso lebendiger sind wir.

Selbstkritik hat hier keinen Platz mehr, sie weicht einer Haltung von Liebe und Toleranz. Daraus ergibt sich die Einsicht, dass alles gut ist so, wie es ist. Mit dieser Haltung können wir auch schwierige Situationen in Liebe annehmen, denn es ist uns bewusst, dass wir mit unserem einzigartigen Wesen „in Ordnung sind“, so, wie wir sind. Schließlich sind wir ein kleines Teilchen vom Universum, und das Universum liebt uns. Lieben wir uns doch auch!

ICH BIN Liebe.
ICH BIN in Liebe zu mir selbst.
Mein ICH BIN-Bewusstsein schenkt mir Liebe.

☆☆☆

3. Essenz – FÜLLE

Was begehrt mein Herz?

Diese Essenz bringt uns in die Fülle. Fülle ist überall zu finden und für jeden zugänglich. Aber was ist es, das mein Herz erfüllt und es höher schlagen lässt? Wahre Erfüllung wird innerlich erlebt. Wenn eine innere Erfülltheit besteht, wird auch das Außen als erfüllend erlebt. Es ist wichtig, dass sich Herzenswünsche während unseres Lebens erfüllen, denn sie kommen aus unserer Seele.

Fülle ist ein normaler Zustand. Es ist eine Illusion zu meinen, Fülle wäre nur für manche Menschen bestimmt. Nein, wir bekommen vom Universum alles, was wir für unseren Weg brauchen. Jeder von uns. Beim Erstellen unseres Seelenplans haben wir an alles gedacht, was uns wichtig war. Also ist das Potenzial in uns angelegt, und darum ziehen wir, wenn der richtige Zeitpunkt kommt, die entsprechende Energie an.

Was heißt Fülle? Generell wird das Leben als erfüllend erlebt, wenn es genügend interessant ist und Spass macht. Erfüllung hat auch mit einem Wohlgefühl zu tun.

Doch für jeden Menschen kann Fülle etwas anderes bedeuten. Es braucht Zeit, bis der Mensch merkt, was ihm wahre Erfüllung bringt, und dazu muss er sich mit dem Thema „Fülle" auseinandersetzen. Manchmal suchen wir das Glück auch an einem falschen Ort, der gar nicht zu unserem Lebensweg gehört. Dann warten wir vergebens auf innere Erfülltheit.

Fülle werden wir erleben, wenn wir unseren Weg weitergehen, denn dann erfüllen sich Seelenplan und Bestimmung. Fülle können wir in jedem Bereich des Lebens finden, sie muss nicht aus der materiellen Welt kommen, obwohl sie dort auch anzutreffen ist. Zwar kann erlebte Fülle manchmal wirklich viel kosten, sie kann aber auch gratis sein. Dann ist es eine seelische oder geistige Erfülltheit. Es ist uns frei überlassen, was für uns Glück bedeutet.

In jungen Jahren sind wir herausgefordert, Fülle zu suchen. Im Laufe des Lebens kommt sie allmählich auf uns zu. Am Schluss unseres Lebens sollten wir das Gefühl haben, in der wahren Fülle angekommen zu sein. Erfüllt sein vom Leben heißt auch, ein erfülltes Leben hinter sich zu haben und die Erwartungen an das Leben erfüllt bekommen zu haben.

Wenn wir in einer inneren Erfülltheit sind, sind wir zufrieden mit uns und der Welt. Aber manchmal stehen wir uns dabei selbst im Weg. Dann trauen wir uns nicht, das zu nehmen, was uns zusteht. Vielleicht aus einem Gefühl heraus, es nicht nehmen zu dürfen oder es uns finanziell nicht leisten zu können. Es sind Muster, die uns hindern können, in einer tollen, schönen Fülle zu leben. Bescheidenheit ist eine Tugend, aber falsche Bescheidenheit kann uns gewaltig am eigenen Glück hindern. Es braucht ein Ja zum Leben, um Fülle anzunehmen und zu erhalten.

Wenn ich nur geben, aber nichts annehmen kann, stehe ich wieder mit leeren Händen da. Ohne Annehmen können wir keine Fülle erleben und lassen immer wieder den vollen Kelch an uns vorübergehen.

Fülle ist überall. Wir selbst bestimmen, ob Fülle in unserem Leben Platz hat oder nicht. Tun wir uns doch Gutes! Geben wir uns, was das Herz begehrt. Und zwar nicht nur ein wenig – nein, die ganze Fülle der Fülle.

Schöpfen wir aus dem Vollen, bedienen wir uns an der Vielfalt des Lebens und genießen wir die Pracht, die uns entgegenkommt. Wir haben ein Recht darauf, uns auf dieser Erde gut zu fühlen.

Alles ist auf der Erde vorhanden und für uns Menschen bestimmt. Die ganze Welt ist so erschaffen und aufgebaut, damit wir uns hier wohlfühlen. Wir haben ein Anrecht, glücklich zu sein. Ein erfüllter Mensch ist ein glücklicher Mensch, und dieses Glück strahlt in die Welt.

Was erlebe ich als erfüllend im Leben? In welchem Gebiet erlebe ich die wahre Erfüllung? Vielleicht habe ich sie noch nicht gefunden, träume aber davon. Vielleicht weiß ich, was mich erfüllen würde, gestehe es mir aber nicht oder zu wenig ein? Es sind wichtige Fragen, die wir uns stellen sollten, wollen wir in eine erfüllende Zeit gehen.

Fülle kann zum Beispiel in einer erfüllenden Arbeit liegen, in einem Hobby, in der Zweisamkeit, in der Familie, im Sport, in der Natur, mit Kindern, mit Tieren, beim Lesen, beim Meditieren. Alles ist möglich. Die Frage ist: Was von alledem spricht mich an? Jeder soll es für sich herausfinden. Fülle hat immer auch mit Freude zu tun. Was freut mich aus tiefstem Herzen? Es kann auch eine stille Freude sein, eine stille Genugtuung und Zufriedenheit. Wahre Erfülltheit ist nur möglich, wenn sie ganzheitlich erlebt wird, also mit Körper, Seele und Geist.

Dreht sich unser Leben nur um den materiellen Bereich, entsteht schnell eine Fixierung darauf, und das erzeugt eine innere Leere. Fülle aber soll bewegen, etwas in Gang bringen, eine Ausstrahlung von Freude und Zufriedenheit auslösen.

Wir sollen das irdische Leben genießen! Das erfüllt. Kaum ein anderer Planet bietet eine so unglaubliche Vielfalt an Erlebnissen und Genüssen wie die Erde.

Die wahre Erfüllung eines Menschen wird sehr individuell erlebt. Es kann auch ein atemberaubender Sonnenauf- oder -untergang sein. Oder wir stoßen auf ein Wissen, das uns beflügelt und als sehr erfüllend erlebt wird. Es kann Gesang sein oder Tanzen. Wir haben die Wahl.

ICH BIN im Bewusstsein der Fülle.
ICH BIN erfüllt in Körper, Seele und Geist.
Ich nehme alle Signale und Impulse an, die mich in die Fülle bringen.

☆☆☆

4. Essenz – MUT

Mut erfrischt

Die Essenz MUT bringt uns die nötige Kraft für ausstehende Dinge in unserem Leben. Mutig zu sein heißt auch, etwas riskieren zu wollen. Schon wenn wir uns in unserer Gedanken- oder Gefühlswelt etwas Mutiges ausmalen, kann es den Weg dazu ebnen.

Mut tut der Seele gut. Wieso? Mut bringt uns zurück in den Lebensfluss, der neu zum Fließen gebracht wird. Das Leben lädt uns immer wieder ein, Neues zu wagen, neue Schritte zu tun – in für uns noch unbekannte Gefilde, die uns aber reizen, dort einzudringen. Trauen wir uns nicht, es zu tun, bleiben wir oft in ausgetretenen Pfaden stecken. Diese bieten zwar Sicherheit, weil wir sie kennen, beleben uns aber wenig.

Wenn wir uns trauen, in eine neue Situation hineinzugehen, braucht es Mut. Aber Mut beflügelt auch. Wenn wir mutig sind, können wir viel mehr erleben und Dinge tun, die wir bis jetzt noch nie getan haben. Das bedeutet eine Erweiterung unserer Erfahrungswelt und somit eine Belebung unseres Weges.

Den Mutigen gehört die Welt! Wohl jeder von uns hat diesen Ausspruch schon gehört. Und doch gibt es eher wenig mutige Menschen. Die Ängstlichkeit gegenüber Neuem ist oft zu groß, oder schlechte Erfahrungen in der Vergangenheit haben uns mutlos werden lassen.

Eine mutige Haltung heißt, dem Leben aktiv zu begegnen. Eine mutlose Haltung dagegen zeigt sich als eine passive Haltung mit der Tendenz, die Hände in den Schoß zu legen und zu warten. Mit einer solchen Haltung kann im Leben nicht mehr viel Neues entstehen.

Die Essenz MUT lockt uns aus einer Haltung der Passivität hinaus. Natürlich braucht es immer wieder Mut, etwas Neues zu wagen. Zu diesem Thema gibt es noch ein anderes gutes Sprichwort: Wer wagt, der gewinnt!

Manchmal müssen wir über den eigenen Schatten springen, um etwas Neues zu erlangen oder zu erleben. Die Herausforderung dabei ist, eine gegebene Gelegenheit zu packen und etwas zu wagen. Natürlich gibt es keine Garantie, dass dieser Versuch gelingen wird, aber wenn es uns lockt, sollten wir es wagen. Vielleicht ist es den Versuch wert. Und wenn es nur ein Versuch war und nichts Weiteres daraus entsteht, haben wir uns einen Ruck gegeben und etwas gewagt.

Wie heißt es so schön: Der Weg ist das Ziel. Menschen, die viel erlebt haben, sind interessant und haben etwas zu erzählen.

Wenn wir uns trauen, in unserem Leben mutiger zu sein, wird es bunter und der Erfahrungsschatz um Etliches reicher. Es kann sogar sein, dass wir durch einen mutigen Schritt einen großen Gewinn erzielen können oder schon erzielt haben. Dann sind wir froh, diesen Schritt gegangen zu sein. Fehlt uns der Mut, können wir viele gute Möglichkeiten und Situationen verpassen, die auf uns warten, weil sie für uns bestimmt sind. Die Geistige Welt hat sich dann vergebens bemüht, uns den Weg zu ebnen.

Wenn wir ängstlich sind, läuft unser Leben in einem kleinen Spektrum ab. Machen wir aber mutige Schritte, wachsen wir, und das Spektrum kann sich erweitern. Das Schöne daran ist, dass wir uns selbst dabei neu erleben. Das gibt Elan und Schwung. Für alles weitere muten wir uns dann automatisch auch mehr zu.

Denken wir einmal zurück an Situationen, in denen wir Mut bewiesen haben. Auf viele davon sind wir sicher heute noch stolz, denn sie gaben uns einen erfrischenden Energiestoß in eine neue Richtung.

Mut zu beweisen heißt nicht, dass wir übermütig werden und dabei große Gefahren und Risiken eingehen müssen. Wir müssen auch keinen Mut an den Tag legen, um Waghalsiges zu tun. Das ist damit nicht gemeint. Das wäre eher als verantwortungslos zu bezeichnen.

Wenn vom Leben Mut gefragt ist, dann sollten wir alle Kraft zusammennehmen und den erwarteten Vorstoß in die neue Richtung wagen. Damit können wir eine neue Tür aufzustoßen und in neue Bereiche des Lebens gelangen. Das ist wertvoll und kreativ. Alltägliche Dinge, die wir erlebt haben, verblassen in der Erinnerung, aber die mutigen Schritte vergessen wir nie. Auf die sind wir stolz. Solche Schritte haben uns schon früher vielleicht alles abverlangt, aber wir denken gerne an sie zurück und fühlen uns gut dabei. Wir dürfen stolz sein, dass wir Mut an den Tag gelegt haben, denn es ist eher ungewöhnlich, mutigen Menschen zu begegnen.

Wer Mut zeigt, wird oft bewundert, weil es nicht alltäglich ist, mutig zu sein. Aber denken wir nochmals daran:

Den Mutigen gehört die Welt!

Und wir sind jetzt hier auf dieser Welt und wollen etwas erleben, etwas umsetzen und auch Neues wagen. Wir sind hier, um mit dem Fluss des Lebens im Einklang zu sein und uns auszuleben.

Mutig begegne ich der Welt.
ICH BIN in der Energie des Mutes.
Neuer Mut tut mir gut.

☆☆☆

5. Essenz – WAHRHAFTIGKEIT

Wahrheit als Weg

Diese Essenz bringt uns in Verbindung mit unserer inneren Wahrheit. Nur wenn wir wahrhaftig werden, können wir unsere wahren Wünsche zur Erfüllung bringen. Wenn wir mit unserer inneren Wahrheit verbunden sind, kommt auch von außen das Wahre auf uns zu, denn wir strahlen es aus. Wahrheit bedeutet auch Echtheit.

Geben wir ein falsches Bild von uns ab, kommt von außen ein falsches Echo zurück, auch hier wieder nach dem kosmischen Prinzip: Wie innen, so außen. Die Reaktion auf uns wird genauso ehrlich oder unehrlich sein wie das, was wir aussenden. Im Grunde wird uns nur der Weg der Wahrheit weiter ins Licht und in die Einheit führen.

Es gibt viele Wege in unserem Leben, und viele davon sind wir schon gegangen, manche auch aus einer nicht ganz echten Haltung heraus. Auch hier gab es Resultate und ein Vorankommen. Und auch so erreichten wir wichtige Dinge, die wir uns erhofft hatten. Denken wir daran: Wir sind auf einem Lern- und Erfahrungsplaneten. Wir dürfen spielen, um uns zu entdecken. Aber gehören diese erlangten Erfolge wirklich zu unserem Weg, der uns ins Licht und zurück in die Einheit führen will? Haben sie auch für eine neue Zukunft Bestand? Es ist zu bezweifeln. Es sind Erfahrungswerte – wichtige. Jeder von uns kennt sie, denn es ist noch immer ein üblicher Weg, eher mit einer Maske herumzulaufen oder sich selbst etwas vorzumachen.

Wahrhaftige Menschen sind auf dieser Erde dünn gesät. Das wahre Gesicht nicht zu zeigen hat in der heutigen Zeit auch eine Berechtigung, denn wir sind immer noch in einer Illusionswelt eingebettet und gefangen und leben zudem in einer machtdurchsetzten Welt. Da ist es gefährlich, sich ganz offen zu zeigen, denn wir können mit einer solchen Haltung auch leicht verletzt werden. Eine verhaltene Begegnung mit der Außenwelt ist heutzutage immer noch wichtig, ja, sogar zu empfehlen.

Umso schöner ist es, wenn wir Freunde finden, bei denen wir so sein können, wie wir sind. Menschen, die uns verstehen, die uns akzeptieren und annehmen, mit allen unseren Eigenarten und Fähigkeiten. Die uns ein Ja entgegenbringen und kein Nein.

Ein solches Umfeld ist unerlässlich, um zeigen zu können, wer und wie wir sind. Denn wir werden uns nur an einem solchen Ort völlig öffnen können. Wenn wir wahrhaftig sind, kommen unsere Stärken und auch unsere Schwächen ans Tageslicht. Dann kann es sehr verletzen, wenn jemand uns nicht respektiert und achtet.

Die Neue Zeit wird automatisch Echtheit und Ehrlichkeit mit sich bringen. Dann wollen wir uneingeschränkt mit der Energie im Außen wie im Innen fließen, aber auch mit den Energien der geliebten Menschen um uns, das wird die Zukunft sein. So können wir ein Teil vom Ganzen werden, und zwar bewusst, und werden leicht unseren Platz in einer guten Gemeinschaft finden. Dann entsteht inneres Glück, weil sich alles so entwickelt, wie es den innersten Wünschen entspricht. Der Zeitpunkt ist da, an dem wir in der richtigen Seelenfamilie und, vor allem, bei uns selbst angekommen sind.

Aber vorab gilt es zu lernen, Wahrhaftigkeit zu leben.

Aus einer solchen Entwicklung resultiert ein wunderbares Wesen mit großer Ausstrahlung. Glück und Wohlgefühl werden zu uns gehören wie Brot und Wasser zum Leben.

Wahrhaftigkeit, was bedeutet das sonst noch? Ja, die Wahrheit wird es sein, die helfen wird, unseren Weg zu finden und glücklich zu werden. Jesus Christus zeigte uns ganz klar mit seiner Aussage diesen Weg: Die Wahrheit ist der Weg. Die Kraft der Wahrhaftigkeit bringt uns in eine enorme Ausstrahlung und größere Präsenz hinein. Wahrheit zu leben macht innerlich groß und stark. Dann sind wir im reinen göttlichen ICH BIN-Bewusstsein angelangt, und von dort fließt eine wunderschöne Energie zurück in die Welt.

Wenn wir unser wahres Gesicht zeigen, sind wir in der Wahrhaftigkeit, das Wahre fließt wie selbstverständlich aus uns heraus. Und das ist dann das Göttliche und Echte in uns. Viele Male tun wir ganz spontan etwas oder benutzen Worte und wissen nicht, woher wir das alles genommen haben. Ja, woher denn? Wenn es einfach so aus uns herausfließt, ist es aus dem göttlichen Kern heraus geschehen. Und das ist wunderbar.

Nur merken wir oft nicht, dass wir in diesen Momenten voll aus unserer göttlichen Quelle schöpfen. So etwas geschieht überall auf der Welt, immer wieder, vielleicht haben wir es bis jetzt nur nicht bemerkt.

ICH BIN in der Energie der Wahrhaftigkeit.
Die Wahrheit bestimmt meinen Weg.
Wahr und klar signalisiere ich, wer ICH BIN.

☆☆☆

6. Essenz – LOYALITÄT

Treue als Weg

Diese Essenz verbindet uns mit der Kraft der Loyalität. Loyalität gibt uns eine neue Freiheit. Die Freiheit, eigene Gedanken zu haben und diese vertreten zu dürfen. Die Herausforderung hier ist, sich mit dieser Essenz selbst so treu zu bleiben, dass ein genügend großer innerer Spielraum behalten werden kann. Loyalität heißt auch, weiterhin zu einer guten Sache zu stehen und Treue zu zeigen,– eine Sache, die uns Heil und Wachstum beschert hat.

Es ist wichtig, dass wir uns, in welcher Lage wir auch sind, nicht auf zu viele Dinge einlassen, denn durch viele Verpflichtungen verlieren wir an innerer Freiheit. Freiheit aber ist mit das Wichtigste für unsere Zukunft, um unseren Weg weitergehen zu können. Das geht nur mit genügend Unabhängigkeit.

So lange wir in unserem Leben allein unterwegs sind, ist eine gesunde Haltung zur Freiheit einfacher zu handhaben. Anders ist es, wenn wir zu zweit sind oder gar in einer Gruppe oder Gemeinschaft leben. Besonders in einer Gruppe kann es schnell vorkommen, dass die Meinung von einzelnen Mitgliedern zu einer allgemeinen Gruppenmeinung wird. Dann stimmen plötzlich alle dieser Gruppenmeinung zu, denn für gewisse Mitglieder ist es wichtig, dass alle der gleichen Meinung sind. Welche Meinung das ist, wird eher zur Nebensache.

In einer Gruppe ist der Mensch schnell beeinflussbar.

Es braucht viel innere Standhaftigkeit und Klarheit, um auch dort ganz bei sich bleiben zu können.

Auf dieser Welt geschehen jeden Tag Beeinflussungen in großem Ausmaß. Unbewusst nehmen wir viele Informationen und Meinungen auf. Dann müssen wir auf der Hut sein, denn schnell können wir von ihnen beeinflusst werden und sie übernehmen.

Beeinflussungen finden in allen Sektoren des Lebens statt. In der Familie, bei der Arbeit, natürlich über die Medien, aber auch in spirituellen Gruppen – überall. Dem können wir nur entgegentreten, wenn wir im Laufe des Lebens lernen, eine eigene Meinung zu vertreten. Das aber wiederum können wir nur, wenn wir eine solche gebildet haben. Dann ist die nötige innere Klarheit da, und wir brauchen nur noch genügend Standhaftigkeit, die wir dann gegebenenfalls beweisen müssen.

Standhaftigkeit im Außen können wir signalisieren, wenn wir sie im Inneren besitzen.

Loyalität heißt, sich selbst treu zu bleiben, egal, was im Außen ist. Nur wenn wir loyal sind, bleiben wir frei. Wie viele Male sind wir auf unserem Weg nicht weitergekommen, weil wir keine eigene Meinung hatten oder uns nicht getraut haben, sie zu vertreten? Jeder von uns kennt das und könnte die verschiedensten Geschichten darüber erzählen.

Es ist wichtig, dass wir einem Weg, den wir als wertvoll erachten, treu bleiben, auch wenn dieser plötzlich von außen angeprangert wird oder sogar in eine Schieflage gerät.

Für die Zukunft wird es wichtig sein, charakterfeste Menschen zu treffen und Halt in einem soliden, sozialen Gefüge zu finden.

In der Gruppe braucht jeder Gruppenteilnehmer innere Klarheit und eine eigene Meinung. Nur so kann jeder sich auch in einer Gruppe treu bleiben.

Wie viele Anhänger eines charismatischen Führers gibt es, die von seinen Ideen so geblendet sind, dass sie keine eigene Meinung mehr besitzen? Sie haben die Meinung von einem anderen, stärker wirkenden Menschen übernommen.

Eine eigene Meinung entspringt dem Inneren. Sie kann nicht von außen übernommen werden. Eine Meinung von außen kann uns inspirieren, aber die nötige Auseinandersetzung damit ist in unserem Inneren unerlässlich, wollen wir uns eine klare Meinung bilden.

Es gilt dann nur noch, dieser Meinung treu zu bleiben. Zu ihr zu stehen heißt aber auch, zu uns zu stehen. Dann wirken wir autonom und strahlen eine vertrauenserweckende Energie aus. Auf solche Menschen kann man bauen, weil man weiß, dass sie nicht beim ersten heftigen Windstoß umfallen.

Nein, klare Menschen strahlen diese Tugend aus und ziehen dadurch andere klare Menschen an. Wenn man so zusammenfindet, darf jeder trotzdem so bleiben, wie er ist, denn jeder von uns ist ein Individuum, das einen eigenen Weg hinter sich hat. Durch genau diesen Weg konnte eine eigene Meinung gebildet werden. Auch wenn verschiedene Meinungen bestehen und voneinander abweichen, sollte das nicht zu Unruhe oder Unsicherheit führen, denn das ist normal, wenn Menschen miteinander zu tun haben.

Trotzdem kann eine Gruppe einen übergeordneten Kontext finden. Das wird sie auch, wenn sie im Großen und Ganzen zusammenpasst. Dann geht es um einen geistigen Leitfaden, der gefunden werden will. Lebt man in einer Gruppe, ist dieser unerlässlich. Wie gesagt, wenn Menschen wirklich zusammenpassen, werden sie ihn finden, ohne schmerzhafte persönliche Abstriche machen zu müssen.

Falls es aber anders sein sollte und die Seele in einer Gruppe ernsthaft zu leiden beginnt, ist sie am falschen Platz und sollte diesen verlassen. Denn sich selbst treu bleiben zu können, auch in einer Gruppenenergie, ist wichtig.

ICH BIN in der Energie der Loyalität.
ICH BIN meiner Seele und meinem Geist treu.
Ich bleibe standhaft, ICH BIN voller Loyalität.

☆☆☆

7. Essenz – ICH KANN

Der Mut, etwas zu tun

Kann ich, oder kann ich nicht? Diese Frage stellen wir uns immer wieder, wenn etwas Neues ansteht. Oft jedoch trauen wir uns zu wenig, etwas Neues zu wagen.

Mit der Essenz ICH KANN kommen wir in die Energie des Könnens. Plötzlich überwinden wir auch Dinge, zu denen wir die Kraft in früherer Zeit noch nicht hatten.

Vielleicht gibt es gewisse Dinge in unserem Leben, die wir immer vor uns hergeschoben haben. Wir wollten versuchen, sie zu lösen und machten einige Anläufe, aber irgendwie gelang es uns nie, sie zu meistern.

Dann hörten wir damit auf, weil wir der Meinung waren, dass es einfach nicht geht! Damals hatten wir die Kraft nicht dazu, eine solche Herausforderung zu bewältigen, also schoben wir sie immer wieder vor uns her. Irgendwann wurde das Thema dann wieder aktuell, da heute sowieso alles Unerledigte wieder zum Vorschein kommt.

Darum haben wir die Essenz ICH KANN bekommen. Zeitgleich zur zweiten Öffnung des achten Tores wurde diese Energie von geistiger Ebene gegeben. Zur selben Zeit, als Barack Obama den Siegeszug in Amerika mit seinem unterdessen weltweit bekannten Slogan „Yes, we can“ startete, wurde uns diese Energie in Form einer Essenz geschenkt.

Wir brauchen sie, denn jetzt kommen größere und auch unerwartete Dinge auf uns zu. Ein größerer Wechsel ist heute möglich und auch bei vielen Menschen angesagt – überraschenderweise.

Nie hätten wir gedacht, dass die Wellen des Lebens plötzlich so hochschlagen könnten und Dinge, die als sehr stabil galten, sich plötzlich so stark verändern. Dennoch sollten wir auf unserem Lebensweg weitergehen, auf dem viel Neues wartet.

Das ist die Wahrheit. Darum gehen in unserem Leben Dinge verloren. Sie sind nicht mehr aktuell. Wir können einen alten Weg nicht mehr länger verfolgen, es wartet ein neuer. Es wartet unendlich viel Neues! Aber wir bekommen dieses Neue nur, wenn wir frei genug sind, das neu Geschenkte auch anzunehmen. Nur wenn Platz dafür ist, können wir es in unser Leben eingliedern.

Und nur wenn wir von unseren alten Gewohnheiten und Mustern, den guten wie den schlechten, Abschied nehmen. Die Wahrheiten von heute sind die Irrtümer von morgen. Was gestern noch wahr und richtig war, kann heute schon nicht mehr aktuell sein. Dahinter zeigt sich bereits wieder eine neue Realität, die auf uns wartet.

Bestimmt ist die heutige Zeit für uns anstrengend, daran besteht kein Zweifel. Es erfordert von uns viel, diesen neuen Wellen, die auf uns zukommen, standzuhalten. Aber es lohnt sich, weil genau diese Wogen es sind, die uns eine große Veränderung bringen. Aber dafür brauchen wir Kraft und den Glauben, dass alles, was kommt, gemeistert werden kann.

So wachsen wir in eine für uns noch unbekannte Realität hinein, die uns größer und fähiger werden lässt.

Sobald wir merken, dass wir uns bereit für Neues fühlen, macht es uns Spaß und erhebt uns.

Seien wir stark! Gehen wir mit den Wellen des Lebens mit! Lassen wir uns führen von der göttlichen Energie, die uns an die Orte bringt, an denen ein neuer Morgen auf uns wartet! Gehen wir weiter, bewegen wir uns, lassen wir zu, was geschehen soll! Es wird sich lohnen.

Auf jeden Einzelnen von uns wartet ein Platz in der Zukunft, und dieser soll von uns gefunden und ausgefüllt werden. Dann sind wir alle dort, wo wir sein sollen. Alle sind zugegen, mit denen sich unsere Seele verabredet hat. Alle, auf die unsere Seele gewartet hat.

Bewegen wir uns, trauen wir es uns zu! Sie wird schön, die neue Welt. Die alte Welt, sie vergeht. Sie vergeht immer mehr, das Neue kommt in großem Ausmaß auf uns zu, und wir können aufatmen, denn das Neue wirkt auf uns um so vieles einfacher und leichter, dass wir es fast nicht glauben können. Aber zuerst werden wir geprüft, ob wir auch bereit sind, alte Lager zu verlassen, um in ein neues Land des Friedens, der Harmonie und der Liebe eingehen zu können. Wir werden getestet, wir werden motiviert, und wir werden vom Leben selbst in das Neue gestoßen.

Ja, wir können es tun! Für uns, für die Gruppe von Menschen, die auf uns wartet, und für die Welt. Bleiben wir nicht stecken in für uns ungemütlichen Realitäten, die zwar die eine oder andere Sicherheit bieten, uns gleichzeitig aber auch voll im Griff haben. Begeben wir uns auf die Reise zu neuen Ufern! Vollbringen wir neue Taten, machen wir es anders, machen wir es neu! Bewegen wir uns auf die neuen Werte zu! Das alte Fundament vergeht, die neuen Werte sind der Boden für die neue Welt. Bauen wir auf diese Werte! Es wird sich auszeichnen und lohnen! Für alle!

ICH BIN in der Kraft des Könnens.
Ich bewältige große Dinge.
Mein Leben gleicht sich dem großen kosmischen Fluss an.

☆☆☆

8. Essenz – FRAUENPOWER

Psychische Kraft

Die Essenz FRAUENPOWER bringt eine neue, frische Kraft. Nicht nur für Frauen ist diese Essenz gedacht, sie kann auch für Männer im gleichen Maße interessant sein, denn jeder Mensch hat beide Pole in sich, eine männliche und eine weibliche Seite.

Es geht bei dieser Essenz nicht darum, Frauen als bessere Wesen hinzustellen oder sie als Menschen zu bevorzugen. Nein, es geht um etwas Wichtigeres.

Die weibliche Energie ist in dieser Zeit sehr gefragt, und das wird in Zukunft noch zunehmen. Generell wird von geistiger Seite gesagt, dass die weibliche Energie es sein wird, die unseren Planeten in die Fünfte Dimension gebären wird. Das wird schon bald geschehen, und über die weibliche Energie wird es möglich sein, viele Menschen dorthin zu bringen. Darum wird diese Essenz für uns Menschen noch längere Zeit wichtig sein.

Männer, die auf spirituellem Gebiet aktiv sind, haben meistens eine bereits gut entwickelte weibliche Seite, durch die sie Zugang zur Spiritualität gefunden haben. Um diesen Zugang zu finden, braucht es eine Haltung des passiven Zulassens, und das geschieht über das Gespür und über die gefühlte Verbindung zum Geistigen. Die Spiritualität ist ein Gebiet, das weder physisch greifbar noch sichtbar ist, und es ist bewiesen, dass Frauen einen leichteren Zugang dazu haben.

Frauen können intensive innere Kräfte entwickeln, wenn sie eine bestimmte Idee verfolgen. Sie sind zäh und geben nicht so schnell auf, wenn ihnen etwas wichtig erscheint. Darum trifft man sie oft in karitativen Projekten an, in denen sie nicht viel oder gar kein Geld verdienen und dennoch ihre ganze Power hineingeben, weil sie ein solches Projekt als sinnvoll erachten.

Die Essenz FRAUENPOWER gibt Power für den inneren weiblichen Teil. Wir können diese Essenz nutzen, um einen Kick zu erhalten. Sie gibt uns die Kraft, stark zu sein. Auch als Frau haben wir heute die Chance, unsere Stärke zu beweisen und in unsere ganze Größe hineinzuwachsen. Frauen wurden in früherer Zeit lange unterdrückt und dadurch klein gehalten. Sie durften nur kleinere Rollen im öffentlichen Leben spielen. Meistens wurden sie ans Haus und an den Herd verbannt. Durch diese Beschneidung ihrer Möglichkeiten fühlten sie sich unterdrückt und nicht ernstgenommen. Sie hatten weniger Rechte, aber viele Pflichten.

All das ist endgültig vorbei und darf im Inneren geheilt werden. In der Zukunft ist ein absoluter Ausgleich zwischen den Geschlechtern gefragt und vonnöten. Beide, die Frau und der Mann, sollen im Leben die gleichen Rechte und Möglichkeiten haben. Und dazu müssen viele alte Rollen verändert werden, damit Frau und Mann in Zukunft frei von alten Prägungen und altem Verhalten sind.

Die göttliche Mutter ist in der heutigen, außerordentlich wichtigen Zeit sehr präsent. Sie steht für das Weibliche schlechthin und ruft und streckt uns ihre Hände entgegen. Sie ist die Schutzpatronin der Frauen und wacht über den weiblichen Teil im Menschen. Sie weiß, dass nun die Zeit angebrochen ist, in der Frauen aufstehen und wichtige Konzepte ansteuern werden. Wir dürfen die wunderbare Energie der Unterstützung von ihr annehmen.

Jeder Mensch ist ursprünglich göttlicher Natur und darf mit der Göttinnenenergie fließen. Die Göttin in uns darf erwachen. Die göttliche Mutter nimmt uns unter ihre Fittiche und weist unserer inneren Weiblichkeit den Weg. Dies führt in die Weisheit. Auch als Frau dürfen wir Stärke zeigen und alle unsere Potenziale zum Vorschein bringen. Die Zeit ist reif dafür.

Große neue Projekte warten in der Zukunft. Um diese erfolgreich zu starten und zu realisieren, ist Frauenpower gefragt. Ein Zusammenschluss mit anderen wunderbaren Menschen wird möglich, egal, ob es Frauen sind oder Männer. Mit dieser starken weiblichen Energie ermöglichen wir Dinge, die vorher unvorstellbar waren. Geht es um übergeordnete Dinge, ziehen bald viele reife Menschen am selben Strang, weil sie erkennen, dass Neues geboren werden will.

Zurzeit ist die weibliche Energie auf dieser Welt immer noch gebunden, wie in einer Schwangerschaft. Es kommt jedoch die Zeit, in der die Welt geboren werden wird. Freuen wir uns auf diese Geburt!

Ziehen wir weiter in eine neue Welt hinein. Es tut uns gut, in unsere ganze Kraft zu gehen. Frauenpower gibt uns diese Kraft.

Wenn wir in die heutige Business-Welt hineinschauen, sehen wir, dass sich immer mehr Frauen in die oberen

Etagen einer Gesellschaft durchgekämpft haben und zusehends in verantwortungsvolle Positionen hineinwachsen. Das ist wundervoll, denn es zeugt von einer neuen Welt.

Schauen wir uns diese Frauen näher an, fällt auf, dass einige wie Männer wirken. Die äußerliche Erscheinung wirkt streng, in dunklen Hosenanzügen, manchmal auch ausgestattet mit einer Krawatte. Es scheint von außen so, als ob diese Frauen sich, bewusst oder unbewusst, der männlichen Welt noch zu sehr anpassen. Oder sie sind männlich geworden, weil sie sich mit den typisch männlichen Qualitäten die Spitzenpositionen erklommen haben. Aber eine Frau darf Frau sein, auch wenn sie eine Führungsposition hat. Die weibliche Kraft darf auch in gehobenen Positionen zugelassen werden und dort einfließen. Die Welt braucht die weibliche Kraft jetzt, und diese wird sich ausweisen durch Weisheit, Geduld und Herz.

Frauen lieben es, Neues zu gebären und dieses dann zu hegen und zu pflegen, um es am Leben zu erhalten. So zeichnet sich weibliche Energie aus, neben der starken psychischen Kraft, die sich in ihrer Spiritualität und Kreativität widerspiegelt.

Da der Aufstieg in die Fünfte Dimension jetzt für uns Menschen ansteht, wird die weibliche Kraft eine tragende Rolle spielen. Mit dieser Kraft werden wir es schaffen.

ICH BIN verbunden mit der Energie
der göttlichen Mutter.
Ich lebe jetzt meinen weiblichen Teil.
Ich erlebe mich kraftvoll im Weiblichen.

9. Essenz – KONZENTRATION

Intensives Erleben

Die Essenz KONZENTRATION weckt unsere Sinne. Dadurch werden wir wach. Sind wir in der Energie der Konzentration, erleben wir das Leben um einiges intensiver. Unsere Aufmerksamkeit und unsere Sinne werden gebündelt auf etwas Bestimmtes gerichtet. Unsere Wahrnehmung wird gestärkt und dadurch mit dem Lebensstrom verbunden.

Mit einer größeren Aufmerksamkeit können wir besser erkennen, was das Leben alles in sich birgt. Dann sind wir ganz lebendig. So wird der Weg geebnet, ganz im Hier und Jetzt zu sein.

Durch eine gute Konzentrationsfähigkeit sehen wir plötzlich etwas aus neuer Sicht und können es verstehen. Wir sehen tiefer hinein und lassen uns berühren. So bleibt das Erlebte länger haften und wird nicht so schnell vergessen. Oberflächliches geht meistens schnell wieder verloren.

Unkonzentrierte Menschen sind mit ihrem Bewusstsein irgendwo und nirgendwo. Sie sind geistig abwesend und dadurch auch nicht wirklich mit dem Lebensfluss verbunden.

Wenn wir uns gut konzentrieren, geht für uns eine anstehende Arbeit viel schneller voran. Wir sind dann mit vollem Bewusstsein dabei. Es erfordert einiges, uns ganz in Konzentration zu versetzen, aber zugleich bringt es eine Erleichterung in unser Leben, weil wir unsere Energie mental und emotional gut bündeln. So haben wir eine gute Ausdauer, einen längeren Atem und können mehr bewältigen.

In einem voll konzentrierten Moment nehmen wir alles bewusster wahr, erfassen den Augenblick in seiner Gesamtheit, denn alles, was in einem Moment abläuft, nehmen wir intensiver auf, auch im Inneren. Durch eine solche konzentrierte Präsenz geschehen bei der Arbeit und im Leben weniger Fehler. Wir haben alles mehr im Griff.

Wenn wir die Fähigkeit erlangt haben, uns gut zu konzentrieren, bedeutet das eine wichtige Vorstufe zur Meditation, denn in der Meditation geschieht das Gleiche: Wir erleben jeden Moment in seiner ganzen Tiefe.

Sind wir voll im Fluss des Lebens, können wir beobachten, was er uns alles bringt, und haben die Möglichkeit, bewusst auszuwählen, welche Geschenke des Lebens wir annehmen wollen und welche nicht.

Sind wir hingegen geistig abwesend, verpassen wir oft eine gute Gelegenheit, die uns im Leben weitergebracht hätte.

Es gibt Momente, in denen es wichtig ist, voll konzentriert zu sein, um möglichst keine Fehler zu machen, die uns teuer zu stehen kommen könnten. Dann ist eine gute Konzentrationsfähigkeit gefragt.

Wenn wir uns auf ein bestimmtes Thema konzentrieren, bekommen wir automatisch eine tiefere Einsicht und können in neue Ebenen oder gar in Mysterien eindringen, die für uns vorher nicht erkennbar waren, denn die Kraft der Konzentration geht in die Tiefe. Sie bedeutet Genauigkeit und die Fähigkeit, auch kleinste Details zu bemerken.

Bei kleineren Kindern sehen wir, dass sie immer ganz konzentriert bei der Sache oder in ihrem Spiel sind und so in eine Welt eindringen, die voller Wunder und Botschaften ist. Leider haben wir Erwachsene diese Fähigkeit verloren.

Wenn wir uns bewusst auf einen Gegenstand konzentrieren, geben wir Energie an ihn ab, denn wir nehmen ihn bewusst wahr und beachten ihn.

Das gilt auch für einen Menschen, dem wir unsere volle Aufmerksamkeit schenken, da er sich dann ernst- und wahrgenommen fühlt. Wir hingegen können durch die Konzentration auf diesen Menschen sehr viel mehr von ihm erfahren und aufnehmen. Unsere Sinne sind dann hellwach.

Mit einer erhöhten Konzentrationsfähigkeit bekommt das Leben eine neue Qualität. Ein Mensch, der voll da ist und konzentriert zuhört, zollt uns Respekt und Achtung. Letztlich verdient alles, was uns begegnet, einen solchen Respekt und diese Achtung, sei es ein Mensch, ein Tier oder eine Pflanze.

Wenn wir konzentriert sind, sind wir ein Geschenk an die Welt, denn wir strahlen unsere volle Präsenz aus und zeigen damit, dass wir voll da sind.

Mit der Energie der Konzentration gehen wir tiefer und sehen tiefer in uns hinein. Wir spüren uns, wir finden uns, wir erkennen uns. Wir weichen uns nicht länger aus. Über die Sinne und über das In-uns-Hineinfühlen erkennen wir unser Wesen. Konzentration auf sich selbst, das ist magisch.

Die Essenz hilft auch herauszufinden, wo unser Weg hin will und wo die nächsten Schritte zu machen sind. Und sie hilft bei der Frage: Wer bin ich, und was will ich? Für diese Arbeit ist sie ein Segen. Wir gehen tiefer, und die Antwort kommt klar zurück.

Wir werden vieles hinter uns lassen, wenn wir ins Neue Zeitalter gehen und nur das wirklich Wichtige mitnehmen: die wahren Werte, denn sie haben Bestand.

ICH BIN in voller Konzentration.
Konzentration erleichtert mir meinen Weg.
Die Energie der Konzentration lässt mich finden.

☆☆☆

10. Essenz – FREIHEIT

Freiraum bekommen

Die Essenz FREIHEIT bringt größere Freiheit in die Gedanken- und Gefühlswelt. Sie bewirkt auch eine Freiheit im Handeln und im Sein. Sich frei zu fühlen ist ein kostbares Gut und eines der wichtigsten Dinge im Leben.

Wahrlich dürfen wir uns die Freiheit nehmen, das zu tun, was uns am Herzen liegt – Dinge, die uns sehr wichtig sind und die wir schon immer tun wollten.

Die meisten Menschen auf dieser Erde sind in ihrem Leben noch zu stark eingebunden, zum Beispiel in der Familie, im Arbeitsverhältnis oder in der Gesellschaft. Sie haben für sich selbst einen zu kleinen Spielraum. Dadurch stagniert ihr Leben, und sie kommen nur mühsam vorwärts.

Jetzt aber ist die Zeit (endlich) da, um auch größere Pläne realisieren zu können. Alles, was in der nächsten Zeit auf unserem Seelenplan steht, ist auf dem Boden großer Freiheit gegründet. Wenn wir uns jetzt nicht genügend Freiraum nehmen, ja, frei werden von dem, was uns zu stark beeinflusst oder bindet, verlieren wir wertvolle Zeit.

Denn jetzt ist es soweit: Die Neue Zeit beginnt, das Neue steht vor der Tür. Bereits jetzt kommt es auf uns zu, denn für die Zukunft gibt es viel zu tun und zu realisieren. In den neuen Projekten werden wir innerlich voll aufgehen. Unser Herz weiß das und ist bereit dazu.

Freiheit und eigener Wille, beides gehört zusammen. Wie oft sind wir zu stark beeinflusst von anderen Menschen, einer Regierung oder einer äußeren Macht.

Im Leben der Menschen läuft vieles noch zu unbewusst ab. Aber mit den immer weiter einströmenden neuen und hohen Energien werden wir von Jahr zu Jahr bewusster. Gott sei Dank werden Machenschaften, die nicht auf Ehrlichkeit und Gerechtigkeit gegründet sind, jetzt alle aufgedeckt. Überall kann man sehen, dass bisher Verborgenes oder Verstecktes an die Oberfläche kommt. Wer genau hinschaut, wird vieles sehen.

Aber noch sind wir in unserer Freiheit eingeschränkt, ohne es zu bemerken. Doch die Zeit wird kommen, in der es uns wie Schuppen von den Augen fällt.

Freiheit heißt auch Unabhängigkeit. Wenn wir in eine größere Freiheit wachsen wollen, sind wir zugleich in einem größeren Maße selbstverantwortlich. Das ist aber nur möglich, wenn wir bereit sind, die Augen zu öffnen und hinzuschauen, was genau in unserem Leben abläuft. Zuerst müssen wir Klarheit darüber erlangen, was in unserem Leben noch passt und was geändert werden soll. Nur dann können wir uns freimachen und Platz schaffen für wichtige Dinge, die anstehen. Wo will unser Weg in Zukunft hin?

Wir kommen nicht um die Frage herum, was wir wollen,– wirklich wollen. Sie ist nicht neu, doch jetzt besonders wichtig.

Wo will mein Herz hin? Was möchte ich noch erleben, und was möchte ich der Welt aus vollem Herzen geben?

Nun können sich unsere Herzenswünsche erfüllen. Die Gnadenzeit ist da, die uns alles bringen wird, was wir wirklich wollen.

Im Grunde genommen haben wir die Freiheit schon, denn alles, was uns im Leben unfrei macht, ist aus der Illusion heraus entstanden. Aus geistiger Sicht sind wir frei und waren es schon immer. Wir Menschen selbst lassen uns zu oft und völlig unnötig binden und einengen. Aber es ist unser freier Wille, wenn wir uns in eine Abhängigkeit begeben.

Abhängigkeit ist in verschiedenen Gebieten des Lebens zu finden. Auch in der Spiritualität, und gerade dort nicht zu unterschätzen. Auch wenn uns bei spirituellen Vorträgen oder Seminaren brillante Reden beeindrucken und wir den Vortragenden an den Lippen hängen, weil ihre Reden gut gefallen, sind wir aufgefordert, uns unsere eigene Meinung zu bilden und zu ihr zu stehen. Sonst geben wir ganz subtil unsere Eigenverantwortung ab.

Eine zu große Beeinflussung kann von einem spirituellen Führer, von einer politischen Partei oder der Regierung kommen, aber auch von anderen Menschen in unserer Umgebung, bei denen wir das Gefühl haben, sie seien fähiger und stärker und könnten besser mit dem Leben umgehen als wir. Es kann auch der Partner sein oder die eigenen Kinder, die wir zu stark lieben. Nein, all das sind Illusionswelten. Der Mensch braucht einen großen Spielraum, um das tun zu können, was er wirklich will. Aber dieser Raum muss zuerst wieder zurückerobert werden – und das hat mit Loslassen und Befreiung zu tun, was nicht heißt, dass wir nun zu einem Revolutionär werden sollen und bei Nacht und Nebel plötzlich alles stehen und liegenlassen und alles Bestehende über Bord werfen müssen. Auch hier ist Selbstverantwortung gefragt. Die Befreiung kann Schritt für Schritt realisiert werden, wobei im Vorfeld zu prüfen ist: Was stimmt für mich noch und was nicht mehr? So werden wir auf natürliche Weise frei. Es ist eine stille Revolution, die zuerst in unserem Inneren stattfindet.

Leben wir die Freiheit! Wir sind die Meister unseres Lebens und dürfen uns die Freiheiten nehmen, die wir für unser Wohlbefinden und unsere Entwicklung brauchen. Jetzt ist die Zeit da, uns voll zu realisieren und in die Erfüllung zu gehen.

ICH BIN frei.
In Freiheit gehe ich meinen Weg.
Ich lebe in der inneren und äußeren Freiheit.

☆☆☆

11. Essenz – SCHÖNHEIT

Öffnen für die Schönheit

Diese Essenz öffnet uns die Augen für das Schöne. Das Leben ist voller Schönheit. Nur, sehen wir sie auch? Oft sind wir zu beschäftigt oder hängen unseren Gedanken und Gefühlen nach und bemerken dadurch vieles Schöne nicht.

Wir brauchen Muße und genügend innere Ruhe, um die Schönheit in allem, was uns begegnet, zu entdecken. Die Natur ist voller Schönheit. Aber nicht nur sie. Wenn wir in Schönheit leben, uns mit Schönem umgeben,ist unser Leben um so vieles wertvoller und leichter, denn wir erleben einen gewissen Lebensstatus, der uns erhebt und ein Wohlgefühl in unserem Inneren auslöst. Und das, was wir fühlen, strahlen wir in die Welt aus.

Wir dürfen uns mit Schönem umgeben, es ist überall zu finden, auch in der Materie. Dabei brauchen wir nicht auf jeden Cent zu schauen, denn dann kommen wir wieder in ein altes inneres Muster – die Angst, dass wir uns das Schöne nicht leisten können oder wir es nicht wert sind, etwas Schönes zu besitzen. Vielleicht sogar, für uns nur das mittelmäßig Schöne zu nehmen, um das wirklich Schöne anderen Menschen zur Verfügung zu stellen.

Schöne Kleider gibt es viele, schöne Möbel auch. Schöne Wohnungen gibt es viele und schöne Gegenden auch. Wir können wählen. Natürlich kostet das etwas, oft auch mehr als das Übliche. Aber wenn wir uns mit Schönem umgeben, sind wir voller Freude. Und Freude gibt neue Kraft. Schöne Dinge erheben und beflügeln uns. Das ist etwas wert.

Während des irdischen Lebens dürfen wir uns an Schönem erfreuen. Und es gibt viele schöne Dinge, die nicht teuer sind. Denken wir an unsere Natur! Wenn wir einen Spaziergang oder eine Wanderung durch die Natur machen, wenn wir mit ihr zu schwingen beginnen, ist das eines der schönsten Erlebnisse überhaupt. Wenn wir Tiere in der Natur entdecken, den Vögeln lauschen, wenn wir sehen, wie eine Blüte aufgeht, oder wie die Sonne scheint, wie die Berge strahlen und der See uns eine beruhigende Wirkung bringt. Das alles ist schön und gibt uns Kraft.

Es ist keine Strafe, hier auf der Erde zu sein, es ist ein Erlebnis, ein Geschenk, und wir sind es, die bestimmen, ob schöne Erlebnisse in unserem Leben ihren Platz finden, indem wir sie zulassen. Schönheit ist um uns und wartet darauf, erkannt zu werden. Wir können uns mit Schönem verbinden und die Freude, die daraus entsteht, mit anderen teilen.

Schönheit wird immer wieder gesucht. In der Schönheitsindustrie wird die Schönheit hochgepriesen, vieles wird uns jedoch nur vorgegaukelt. Aber es gibt eine natürliche Schönheit, die sich lohnt, entdeckt zu werden. Eine künstlich entstandene Schönheit hat keine Ausstrahlung mehr. Je mehr Ausstrahlung aber ein Mensch hat, umso schöner wirkt er.

Letztlich werden wir als Mensch abgewertet mit dem, was uns zurzeit in der Werbe- oder Modebranche alles so präsentiert wird. Diese Modezeitschriften, diese Bilder von Frauen, die uns entgegenlachen, sie sind nicht mehr real, sondern künstlich verschönert.

Wir, Sie und ich, sind mit einer realen Schönheit bestückt, an die die künstliche nicht herankommt. Solche Bilder bauen nicht auf, weder unser Selbstbewusstsein, noch das Bild, das wir von uns haben. Im Gegenteil: Sie schaffen eine Kluft zwischen der virtuellen Schönheit und der wirklichen.

Aber bleiben wir stark und lassen wir uns nicht beeinflussen von einer nicht realen Welt, die uns von überall her entgegenstrahlt, sondern stehen wir zu unserer Einzigartigkeit. Schon diese Haltung strahlt Schönheit aus, wenn wir die Einzigartigkeit unseres Aussehens erkennen können. Jeder Mensch ist schön. Diese Schönheit will und soll erkannt werden.

ICH BIN schön.
Schönheit ist meine tägliche Begleitung.
Ich öffne die Augen für alle Schönheit dieser Erde.

☆☆☆

12. Essenz – HIER UND JETZT

Ich bin präsent

Diese Essenz bringt uns ins Hier und Jetzt. Sie hilft uns, vermehrt im Augenblick zu leben und dort auch zu bleiben. Sie holt uns zurück ins Jetzt. Dadurch entsteht die Möglichkeit, jeden Augenblick zu erfassen und zu erleben. Es findet eine innere und äußere Präsenz statt, wenn wir ganz im Hier und Jetzt sind. Unsere Energie ist dann voll da und auf den Moment gerichtet. Und wir können erleben, wie jeder Moment in einen anderen fließt. Wir fließen mit und sehen, was das Leben uns von Augenblick zu Augenblick bietet. So leben wir im Jetzt, und so erleben wir das Jetzt – wir sind voll da und präsent.

Mit der Essenz HIER UND JETZT sind wir wach dem Leben gegenüber und nehmen wahr, was uns das Leben alles bringen will. Wir sehen die Möglichkeiten, die jeder Moment birgt, und erkennen: Das äußere Leben ist der Spiegel unseres Innenlebens.

Wenn wir im Augenblick sind, erfüllt uns ein Gefühl, dass wir am Leben teilhaben. Ja, das ist Leben!

Es ist eine Kunst, immer im Hier und Jetzt zu sein. Die Mönche in den tibetanischen Klöstern üben es ein Leben lang. Sie üben immer und immer wieder, auch in vielen Meditationsstunden, ihre volle Präsenz zu entwickeln und achtsam gegenüber dem Fluss des Lebens zu werden.

Viele Male aber driften wir in Gedanken und Gefühlen ab, versinken in ihnen. Dann verweilen wir in unserer eigenen Welt und stöbern dort herum. Oder wir sind gedanklich in der Vergangenheit oder bereits in der Zukunft. Immer dann leben wir nicht im Moment und im Jetzt, sondern sind nur teilweise da, weil teilweise abwesend.

Es lohnt sich aber, im Hier und Jetzt zu sein. Dann verpassen wir am wenigsten, was das Leben uns bringen will. Denn in jedem Moment ist alles enthalten, die Vergangenheit und die Zukunft. Aber diese Einsicht braucht Zeit und hat mit Vertrauen und Glauben zu tun.

Wenn die Vergangenheit noch nicht genügend aufgeräumt ist, können wir schlecht im Hier und Jetzt leben. Denn alles, was noch nicht erledigt oder verarbeitet ist, kommt uns früher oder später wieder ins Gedächtnis. Es klopft an, weil es erlöst werden will. Unerledigte Dinge kommen nach einer gewissen Zeit wieder hoch.

Der Mensch hat oft Furcht vor der Zukunft oder Existenzängste. Auch Zweifel können ihn plagen. Durch schlechte Erfahrungen in der Vergangenheit sehen Prognosen für die Zukunft dann eher düster aus. All das ist belastend und beschäftigt ihn. Diese Bedenken nehmen ihm die Möglichkeit, mit dem Leben uneingeschränkt zu fließen. Wenn wir in der Gegenwart sind, können wir Gelegenheiten, die auftauchen, auch sofort packen und blitzschnell entscheiden, um vielleicht wichtige neue Weichen für unser Leben zu stellen.

Im Neuen Zeitalter werden wir fast immer im Bewusstseinszustand des Hier und Jetzt sein. Die Vergangenheit ist vorbei, die Zukunft noch nicht da. Aber wir sind da und leben im Augenblick. Wir genießen ihn und nehmen ihn voll auf, denn jeder Moment bietet uns etwas Neues, und das wissen wir. Die Fähigkeit zu leben, im Fluss des Lebens zu sein, haben wir dann gelernt. Wir sind offen und neugierig, was er mit sich bringt, und haben das Vertrauen in die geistige Führung vollends entwickelt. Wir wollen dann mit dem Leben tanzen und fließen. Das wird kommen, und es wird wunderschön sein und uns vollkommen erfüllen.

Es braucht genügend innere Freiheit, um sich mit dem Moment zu begnügen. Aber wir lernen immer mehr, mit dem Leben spielerisch umzugehen. Im Zustand des Hier und Jetzt leben wir ganz bewusst und sind mit dem kosmischen Lebensfluss verbunden.

Wenn wir frei sind von unserer Vergangenheit, erübrigt sich vieles. Schlechte Erfahrungen können uns dann nicht mehr beeinflussen. Wenn wir mit der Vergangenheit Frieden schließen, sind wir zugleich frei für die Gegenwart. Und aus dieser Gegenwart entsteht eine neue Zukunft.

Nur in der Gegenwart kann das Leben uns berühren und uns Geschenke bringen, die wir, weil wir im Hier und Jetzt sind, als solche erkennen und annehmen können – eine neue Möglichkeit für eine neue Zukunft und zugleich Fülle. Wenn wir innerlich abwesend sind, verpassen wir viele gute Möglichkeiten und damit viel Lebensfreude.

Jesus sagte: Ich bin das Leben.

Mit diesem Satz hat er uns eingeladen, das Leben zu leben. Also nehmen wir den Fluss des Lebens an.

Leben wir!

ICH BIN verbunden mit dem Leben.
ICH BIN im Hier und Jetzt.
Ich lebe in jedem Moment.

☆☆☆

13. Essenz – GLAUBENSKRAFT

Glaube versetzt Berge

Es ist wirklich so: Der Glaube kann Berge versetzen. Wenn wir an etwas glauben, dann sind wir von dem, was wir glauben, überzeugt, und zwar felsenfest. Der Glaube kann uns über jeglichen Zweifel erheben.

Leider ist heutzutage der Begriff Glaube eher verpönt. Menschen reagieren auf dieses Wort kritisch, denn spricht man vom Glauben, wird er sofort mit der Kirche assoziiert. Der Grund dafür ist sicher, weil während eines Gottesdienstes sehr viel über den Glauben gepredigt wird. So denken wir, wenn heutzutage vom Glauben gesprochen wird, automatisch an einen christlichen Menschen oder einen Kirchengänger.

Gerade jetzt, während des Übergangs in die Neue Zeit, muss das nicht sein. Jeder Mensch kann glauben, ob Kirchgänger oder nicht.

Wenn man sich intensiver mit dem Thema Glauben beschäftigt, merkt man, dass es vielen Menschen schwerfällt, wirklich zu glauben. Der Glaube ist auf der Welt dünn gesät.

Man kann ja nicht einfach glauben, sagen sich die Menschen. Und sie haben recht. Es muss eine intensive Auseinandersetzung stattgefunden haben, bevor man von einem Thema letztendlich völlig überzeugt ist. Wir können nicht einfach glauben.

Natürlich kann Glaube auch falsch verstanden werden. Wir gehen falsch damit um, wenn wir uns etwas einbilden, weil wir es uns in den Kopf gesetzt haben und es auf Biegen und Brechen erreichen möchten. Das ist etwas anderes. Dann würden wir an etwas glauben, ohne durch einen inneren Prozess gegangen zu sein. Dann steckt kein tiefer Glaube dahinter, sondern eher ein blindes Hoffen. Der wahre Glaube braucht eine innere Überzeugung. Wenn wir diese haben, dann glauben wir.

Wenn wir glauben, fließt uns eine enorme Kraft zu. Darum heißt es auch: Glaube kann Berge versetzen.

Der Glaube ist ein wunderbares Instrument, um schnell auf unserem Weg weiterzukommen. Der Glaube an eine für uns gute Sache hilft uns, Schwieriges sehr viel leichter durchzustehen.

Glauben wir an uns? Das ist wieder ein anderes Thema. Meistens sind wir nicht sehr positiv gegenüber uns selbst eingestellt. Aber warum eigentlich? Wir haben in unserem Leben schon so vieles gemeistert, das sicher nicht einfach war, haben vieles aufgebaut und geschaffen, was Bestand hat. Darauf dürfen wir stolz sein. Ja, auf uns dürfen wir stolz sein!

Wir dürfen an unsere Kräfte glauben. Vor allem an das, was wir im Inneren spüren und was uns wichtig ist, damit es Wirklichkeit werden und Form im Leben annehmen kann.

Es ist sehr wichtig, auch daran zu glauben, dass wir glücklich werden und ganz in Frieden leben dürfen. Dass wir alles schaffen und realisieren werden, was uns wichtig ist – egal, welche Steine noch im Weg liegen.

Genau dieser unerschütterliche Glaube bringt uns nach vorne und in die Kraft. Ja, wir wachsen in eine unglaubliche Kraft hinein. Eine Kraft, die eher ein geistiges Wesen ausstrahlt denn ein Mensch. Über den Glauben bringen wir uns in eine größere Präsenz. Wir glauben, weil wir daran glauben können. Das ist schön und erfüllt uns.

Es gibt viele Menschen, die nicht glauben können. Sie glauben nur, was sie sehen. Da meldet sich wieder die Dritte Dimension, die bei vielen Menschen auf dem Erdenweg noch sehr stark vorhanden ist. Diese Menschen können nur glauben, was auch beweisbar ist. Alles andere ist und bleibt in Frage gestellt. Und das, was andere Menschen glauben können, wird als gefährlich oder sogar als unseriös oder illusorisch hingestellt.

Aber es gibt viel mehr als nur das, was wir sehen und begreifen können und was beweisbar ist! Viel, viel mehr. Die Wahrheit ist, dass der Hintergrund all dessen, was existiert, aus dem Geistigen kommt. Dieses Geistige aber kann der Mensch beim besten Willen nicht mit den Augen sehen. Und trotzdem existiert es.

Die Wahrheit ist, dass alles Materielle, alles, was wir sehen und anfassen können, aus dem Geistigen erschaffen ist. Das ist die Wahrheit.

Also glauben wir! Dann werden wir groß und mächtig – im positiven Sinn!

ICH BIN im Glauben.
Der Glaube erhebt mich.
Der Glaube bringt mich meinem wahren Ziel näher.

14. Essenz – BALANCE

Im Ausgleich sein

Diese Essenz bringt unser Inneres in einen größeren Ausgleich.

In uns existieren verschieden schwingende Energiefelder, unsere feinstofflichen Chakren, wobei jedes Chakra ein Rad bildet. Wenn der Mensch sich offen fühlt, ist auch jedes Chakra offen und schwingt. Das letztendliche Ziel einer Entwicklung ist, dass alle Energieräder miteinander verbunden sind und sich drehen. Dann sind sie im Ausgleich und wir in einem ausgeglichenen wie auch guten energetischen Zustand.

Dann gibt es die drei Ebenen von Körper, Seele und Geist. Auch sie sollten zusammen schwingen können, um eine Einheit zu bilden. Leider ist dies bei den meisten Menschen noch nicht der Fall. Dort ist Ausgleich gefragt.

Die Betonung des Menschen liegt noch zu stark auf dem physischen Körper, und die Seele und der Geist hinken in der Entwicklung nach. Aber das Ziel im Neuen Zeitalter ist, dass alle drei eine Einheit bilden, denn alle möchten gleichermaßen beachtet und genährt sein.

Neben den Chakren gibt es fünf Körper, den physischen, den astralen, den emotionalen, den mentalen und den spirituellen. Der ganzheitliche Mensch braucht Zugang zu allen fünf Körpern, um sich vollständig entwickelt zu fühlen. Ist das gegeben, befindet er sich in einer guten inneren Balance.

Also gilt es auch hier, diese Körper in eine größere Balance zu bringen. Wenn einem dieser Körper zu starke Zuwendung gegeben wird, wird ein anderer Körper vernachlässigt oder zu wenig gelebt, was zu einem inneren Ungleichgewicht führt. Die meisten Menschen arbeiten noch zu stark mit ihrem Mentalkörper, das heißt, mit ihrer Verstandesebene. Dadurch wird dieser zu stark und regiert über die vier anderen Körper.

Der Mentalbereich ist bei vielen Menschen durch unsere heutige Zeit, in der so enorm viele Informationen sozusagen durch die Luft fliegen und aufgenommen werden, sehr stark ausgeprägt, weil alle diese Informationen verarbeitet werden müssen.

Sind die fünf Körper noch nicht genügend ausgeglichen, kann der betreffende Mensch die Welt nicht wirklich objektiv erfassen. Einige Teilbereiche des Lebens bewertet er zu stark, andere dafür zu gering. Das heißt: Manche Dinge spielen eine zu große Rolle und andere eine zu kleine.

Aber der innere Ausgleich ist für den Weg ins Licht immens wichtig. Alte Kulturen, wie die im fernen Osten, haben das schon lange begriffen und arbeiten unermüdlich am inneren Ausgleich. Wir im Westen müssen zum größten Teil noch erkennen, wie wichtig dieses für die Menschen ist.

Die Essenz BALANCE stärkt zudem unseren Rücken, ist dieser für den Körper doch wie ein Stamm, der die körperliche Mitte markiert. Durch das Rückgrat, unseren Stamm, fließt viel Energie, die weiter in den Körper verteilt wird. Für ein gutes Fließen der Energien ist es wichtig, dass auch unser Rücken frei von Blockierungen ist. Ist er ausbalanciert, kann er alles tragen. Die Essenz BALANCE hilft also auch bei der Ausbalancierung, wie ihr Name schon sagt.

Wenn wir ausgeglichen sind, fühlen wir uns wohl.

Durch Meditation kommen wir ebenfalls schnell in einen inneren Ausgleich. Durch das stille Sitzen haben die feinstofflichen Energien in unserem Körper die Möglichkeit, sich allein auszugleichen. Heilenergien fließen immer dorthin, wo sie im Moment gebraucht werden, und in der Meditation gibt man einem solchen Prozess ungehindert Raum. Neben einem energetischen Heilprozess findet während der Meditation automatisch ein Ausgleich zwischen dem mentalen und dem emotionalen Bereich statt, was sehr wichtig ist.

Meditation bietet uns also einen gesunden Abstand vom alltäglichen Leben, der uns wiederum in die Kraft bringt, länger in Ruhe und Ausgeglichenheit bleiben zu können. Wenn etwas im Leben vorgefallen ist, wird es dann nicht sofort mental und emotional „beschlagnahmt", sondern das Vorgefallene kann mit mehr Gelassenheit hingenommen werden.

In die innere Balance kommen wir auch, wenn wir in die Natur gehen. Dort können wir durchatmen und bekommen die Möglichkeit, uns wieder zu spüren. Die Natur wirft uns automatisch auf unsere eigene Natur zurück. In der Ruhe und Harmonie der Natur können wir uns neu sammeln, kommen bei uns an und fühlen uns ausgeglichener.

ICH BIN in absoluter Ausgeglichenheit.
Mein Leben fließt ausgeglichen und harmonisch.
Alles in mir balanciert sich aus.

15. Essenz – GELASSENHEIT

Ein gesunder Abstand

Was bedeutet Gelassenheit? Gelassenheit ist, wenn man auch einmal etwas stehenlassen und es unterlassen kann, immer gleich handeln zu müssen. Die Kraft ist dann vorhanden, zuerst einmal zu schauen, bevor man handelt, oder die Geschehnisse erst einmal laufen zu lassen, bevor man eingreift. Diese Haltung ermöglicht es, etwas auf natürliche Art reifen zu lassen.

Die Essenz GELASSENHEIT gibt uns gegenüber dem Leben einen gesunden Abstand im Denken und Fühlen. Einen Abstand zum Außen und zum Du. Das ermöglicht einen wunderbaren Freiraum, in dem genügend Platz ist, um tiefer in uns zu erkunden, wie es weitergehen soll. Wie oft haben wir zu schnell in eine Situation eingegriffen, ohne wirklich zu überlegen? Wie viele Male hatten wir das Gefühl, etwas tun zu müssen und es sei an uns, nun zu handeln? Übernehmen wir hier nicht oft auch eine Verantwortung, die nicht die unsere ist? Wenn dem so ist, greifen wir in etwas ein, für das wir nicht zuständig sind, und nehmen die Verantwortung anderer Menschen auf unsere Schultern. Zugleich nehmen wir diesen Menschen die Möglichkeit, ihre Verantwortung selbst zu tragen.

Die Essenz GELASSENHEIT bewahrt uns vor solchen Schritten. Sie macht uns frei. Viel zu oft regen wir uns unnötig auf, emotional und mental. Das kostet uns Kraft. Die Gefühle und die Gedanken kreisen dann endlos und lassen sich nicht mehr abschalten, weil wir innerlich zu stark beteiligt sind.

Im Leben gibt es Situationen, die uns beunruhigen, immer wieder. Das gehört zum Leben dazu. Aber *wie* wir damit umgehen, das können wir selbst entscheiden.

Das Leben ist lang. Es wird uns also vieles widerfahren: Schönes und nicht so Schönes. All das gehört zum Leben dazu.

Wir wissen darum, und darum sollten wir Gelassenheit und Ruhe bewahren. So können wir länger im Frieden sein. Im Frieden mit uns und der Umwelt. Ein gelassener Mensch lässt andere so sein, wie sie sind, und eine Situation so stehen, wie sie ist. Mit dem nötigen Bedacht. Dieser gesunde Abstand, dieser Raum, den er sich nimmt, schenkt er dann automatisch auch seinen Mitmenschen. Eine solche Haltung ist bei zwischenmenschlichen Beziehungen sehr wichtig, sodass jeder seinen Raum haben und ihn bewahren darf, aber auch den Raum des anderen akzeptiert und respektiert.

So zieht man andere Menschen nicht in etwas hinein und wird auch selbst nicht in alles hineingezogen.

Gelassenheit ist eine wunderbare Waffe, sich nicht unnötig aufzuregen. Wenn wir das Gefühl haben, auf alles und jedes reagieren zu müssen, werden wir zum Sklaven unserer selbst. Warum lassen wir das Leben nicht an uns vorbeiziehen und auch schwierige Situationen einmal stehen? Oder wir lassen andere Menschen gewähren? Auch dann, wenn wir es anders anpacken würden. Was ist schon richtig, und was falsch? Alles ist relativ. Denn wie jeder von uns handelt, hat viel mit der persönlichen Sichtweise zu tun.

Mit genügend Gelassenheit behalten wir länger unsere erarbeitete innere Ruhe und Stabilität. Das ist wertvoll.

Bei der Arbeit ist es dasselbe. Es lohnt sich auch hier, manchmal etwas stehen oder liegenzulassen, auch wenn die Arbeit nicht fertig geworden ist.

Vielleicht haben wir gewisse innere Schwächen, die wir bis dahin nicht überwinden konnten? Mit einer inneren gelassenen Haltung wird manche Überwindung möglich, denn Gelassenheit gibt uns den nötigen Abstand. Dieser Abstand hilft uns, Störendes einfacher loszulassen. Loslassen heißt auch, etwas sein lassen zu können.

Gelassen bleiben, egal, was passiert! Behalten wir Ruhe und das innere Gleichgewicht. So können wir uns schnell wieder fangen, auch in schwierigen Situationen. Mit genügend Abstand können wir Situationen besser einschätzen und behalten die Übersicht. Dadurch können wir optimal reagieren, falls es nötig ist. Das gibt innere Ruhe und Zuversicht.

ICH BIN gelassen.
Die Gelassenheit ist meine gute Begleiterin.
Gelassen betrachte ich die Welt.

16. Essenz – ERLEUCHTUNG

Voll im Licht stehen

Diese Essenz bringt uns einen, vielleicht auch zwei Schritte der Erleuchtung näher. Erleuchtung ist ein großes Wort, sogar ein Schlagwort in der spirituellen Welt. Aber was bedeutet Erleuchtung? Was ist das für ein Zustand? Meinen wir, dass wir dann Gott sind? Oder sind wir dann jenseits von Gut und Böse, abgehoben und nicht mehr von dieser Welt?

Nein, das Gegenteil ist der Fall. Erleuchtete Menschen sind ganz bei sich und voll da. Sie haben von geistiger Seite große Aufgaben bekommen. Ihr Wirken ist oft über ihre Landesgrenzen hinaus bekannt, weil sie ihre außergewöhnlichen Begabungen zum Wohl der Menschen einsetzen und eine große Ausstrahlung besitzen.

Erleuchtung heißt, geistig voll präsent zu sein. Geistig verbunden zu sein mit allem, was existiert, mit der Akasha-Chronik, in der alles Wissen gelagert ist. Ausstrahlung heißt aber auch, Klarheit zu besitzen. Ein solcher Mensch wirkt sehr abgeklärt und ist über das Menschliche hinausgewachsen.

Wenn man auf dieser Ebene angekommen ist, steht der Dienst am Mitmenschen an erster Stelle. Das heißt aber nicht, dass daneben nichts anderes mehr gelebt werden darf. Das Herz eines Erleuchteten ist dann offen für alle Menschen, die auf der Suche sind.

Ein erleuchteter Mensch ist vollkommen verankert in

seinem Inneren. Er ist in seinem Inneren, in sich, neu geboren worden. Die äußere Welt ist für ihn die Widerspiegelung, auch „die große Maya“ genannt, die die Illusionswelt darstellt, die er durchleuchten kann und die überall auf dieser Erde existiert.

Durch ein Fenster schaut ein solcher Mensch nach außen, wohl wissend, dass seine eigentliche Welt in seinem Inneren ist. Das ganze Universum hat er in sich gefunden. Ein Erleuchteter ist verbunden mit sich, angekommen in seinem göttlichen Kern. Von dort will er nie mehr weg. Er lebt in seinem Zuhause in sich selbst.

Dieser Zustand, komplett verbunden zu sein mit dem inneren und äußeren Göttlichen, gibt dem erleuchteten Menschen eine enorme Kraft. Dieser Zustand ist ein ständiger Segensregen, in dem er steht. Es ist ein innerer, ruhiger, aber ekstatischer Zustand. Alle Wünsche sind verflossen und vergangen, denn er hat sich gefunden. Der letzte, wichtigste Seelenwunsch ist erfüllt: die Suche nach dem eigenen Selbst.

Angeschlossen an den großen Geist, kann ein solcher Mensch jederzeit aus dem Vollen schöpfen. Und geben, geben, geben. Und seine Gaben sind rein und klar, ohne persönliche Einflüsse. Für den Menschen, der diese Geschenke empfängt, ist das etwas Wunderbares.

Trotzdem sollte der Zustand der Erleuchtung nicht überbewertet werden. Erleuchtung ist geschehen, wenn das Licht im Innen vollständig leuchtet. Es ist wie ein Haus, in dem überall die Lichter eingeschaltet sind.

Erleuchtete Menschen wird es in der Zukunft immer

mehr geben. Es wird keine Seltenheit mehr sein, Erleuchtung zu erlangen. Im Neuen Zeitalter, wenn die nächsten zwanzig Jahre Übergangszeit vorbei sind, werden viele von uns erleuchtet sein. In dieser Zeit werden wir Menschen uns auf unserem Weg selbst erleuchten, oder wir werden von tätigen Meistern, die hier auf der Erde weilen, erleuchtet. Dann sind wir in einem anderen Zustand, voll zentriert im Hier und Jetzt.

Viele Menschen haben Angst vor diesem Zustand, denn man kann nicht ganz erfassen, was er für das weitere Leben bedeutet. Aber ein Erleuchteter kann trotzdem noch Mensch sein. Er kann im Garten arbeiten und Tee trinken oder die Beine hochlegen. Er kann fernsehen usw., wie alle anderen auch.

Er ist einfach ein glücklicher Mensch, zufrieden mit sich und der Welt. Er wird viel lachen und auch viel zu lachen haben. Wenn er weint, dann wird es nur sein, weil in der Welt etwas Trauriges geschieht und er das spürt.

Der Erleuchtete konnte sich aus seinem menschlichen Labyrinth befreien, denn Erleuchtung ist ein Zustand der absoluten Befreiung und des absoluten Loslassens. Ein solcher Mensch ist für all dies bereit, darum konnte Erleuchtung geschehen.

Es gibt verschiedene Wege zur Erleuchtung. Die einen werden Stück für Stück erleuchtet, und andere von einem Moment auf den anderen.

Es kann sogar sein, dass manche Menschen gar nicht merken, dass sie erleuchtet sind. Sie spüren nur, dass plötzlich vieles bei ihnen anders ist, aber sie kennen weder den Zustand noch Menschen, die ihnen diesen Zustand beschreiben könnten.

Sie sind plötzlich, von einem Moment auf den anderen, aus vielem herausgewachsen, und darum wurde Erleuchtung möglich.

Erleuchtung kann überall und in jedem Moment passieren, sie ist nicht situationsabhängig, sondern hat allein mit der eigenen Entwicklung zu tun. Sie ist sozusagen der letzte Schliff und auch der letzte Schritt auf dem Weg des Suchenden.

Es gibt Menschen, die sich einem erleuchteten Meister oder einer Meisterin anschließen. Sie bewegen sich dann in deren Buddhafeld und kommen durch diese örtliche Nähe in die Energie der Erleuchtung. Es kann sein, dass sie dadurch schneller erleuchtet werden, muss aber nicht.

Letztendlich kommt es auf den Menschen selbst an, wo er steht, wohin er noch zu gehen hat und was noch auf ihn wartet. Lassen wir uns berieseln von dieser wunderbaren Energie, die uns weit mehr, als wir es für möglich halten, wieder mit unserem Spirit, unserem Geist verbinden wird. Mit unserem Licht, das in uns wartet, damit wir voll erleuchtet werden.

Trotzdem können wir auf die Erleuchtung selbst nicht warten. Wir können auch nicht spezifisch auf sie hinarbeiten. Sie kommt plötzlich wie ein Lichtstrahl, der uns erfasst und voll in Anspruch nimmt.

Der Lichtstrahl des Göttlichen ist es dann, der auf uns gerichtet wurde, damit wir eins werden mit dem Göttlichen.

ICH BIN reines, volles Licht.
Ich stehe vollkommen im Licht.
ICH BIN mit dem großen Geist verbunden.

☆☆☆

17. Essenz – WAHRES SELBST

Das ICH BIN

Alles, was wir in Wirklichkeit besitzen, liegt in unserem innersten Kern. Aus diesem inneren Kern heraus fließt unsere Ausstrahlung in die Welt. Dort finden wir unser wahres Zuhause, egal, wo wir gerade sind, ob in der irdischen oder der Geistigen Welt.

Dieses Zuhause bietet uns alles, was wir brauchen, um unseren Weg gehen zu können. Und in diesem göttlichen Kern ist alles enthalten, was wir in Wirklichkeit sind. Aus ihm heraus strahlen wir unsere ureigene Energie in die Welt.

Alles, was in unserem Inneren ist, spiegelt sich im Außen. Unsere äußere Welt ist ein Spiegel unserer Innenwelt.

Wenn wir uns gefunden haben, fühlen wir uns überall zu Hause, weil wir verankert sind in unserem wahren Selbst. In diesem Zustand spielt es keine Rolle mehr, wo wir uns befinden. Wir fühlen uns überall zu Hause, weil wir in uns sind.

Dieser göttliche Kern ist nicht so einfach zu erreichen, es braucht eine Vorarbeit. Durch die früheren Inkarnationen haben wir etliche Schichten über diesen göttlichen Kern gelegt. Wir haben vieles erlebt und gelebt, vieles aufgebaut, viele Talente entwickelt. Wir haben aber auch eine eigene Realität erschaffen, ein eigenes Denken und eine eigene Sichtweise und eigene Haltungen dem Leben gegenüber. Wir haben uns auf gewisse Sachen richtiggehend konditioniert, vielleicht sogar versteift. Wir haben Muster und Eigenarten entwickelt. Dieses Verhalten ist nicht so einfach abzulegen.

Diese Eigenheiten sind dem Ego entsprungen und haben mit unserem göttlichen Teil nichts gemeinsam. Je mehr wir in unserem Persönlichen verhaftet sind, umso weniger hat der göttliche Teil in uns die Möglichkeit, nach außen zu strahlen. Je mehr wir mit dem Persönlichen verhaftet sind, umso mehr befinden wir uns in einer Illusionswelt, die wir uns selbst erschaffen haben. Diese Sicht entspringt nicht der wirklichen Realität, sondern einer persönlich gefärbten Sichtweise.

Solche inneren Schichten sind zu sehen wie Schalen einer Zwiebel. Wenn wir auf dem spirituellen Weg sind, schälen wir sie ab. Je weiter wir uns entwickeln, umso mehr schälen wir diese Zwiebel ab. Sie wird immer kleiner, und zuletzt stoßen wir auf den inneren Kern dieser Zwiebel.

Die ganze Zwiebel – eigentlich das Ego – wird über das Abschälen immer kleiner. So wird zwar alles kleiner, aber dafür kommen wir an den zentralen Punkt im Inneren, der vorher über die Schichten verdeckt war. In diesem Kern ist das Göttliche enthalten, das Wahre, das Echte, das Ewige.

Die Schalen machen uns vermeintlich größer, stärker und wichtiger. In Wirklichkeit plustern sie uns nur auf.

Im Grunde genommen wird alles, was auf dem Ego aufgebaut ist, früher oder später wieder zusammenfallen.

Das Echte und das Wahre ist es, das immer bleiben wird. Und nur dieses können wir zurück in die Geistige Welt mitnehmen.

Die Qualitäten in uns, das ist die wahre Realität. Alles andere haben wir uns vorgemacht oder sind in gewissen Bildern oder Illusionen verhaftet.

Das ist normal. Der Mensch durchläuft diese Illusionswelt für sehr lange Zeit, bis er sich immer und mehr aus ihr befreit. Das ist ein großer Entwicklungsschritt, den er durchmacht, und es braucht viel Mut zur Wahrheit.

Dieser Weg geht nur über die Suche. Ein erwachender Mensch beginnt zu suchen. Allerdings weiß er noch nicht, was er sucht und finden wird. Die Suche im Menschen ist eine Energie, wie ein Motor, der ihn immer weitertreibt. Ein Suchender will es wissen, er will das Mysterium des Lebens erkunden. Er hat Fragen und sucht darauf die Antworten.

Wenn er nicht aufgibt und immer weitergeht, wird er finden, weil ein Suchender auf seinem Weg niemals allein ist. Sobald ein Mensch dabei ist, geistig zu erwachen, wird er zunehmend von geistiger Seite geführt. Heutzutage geschieht es fast täglich, dass Menschen weltweit über Nacht erweckt werden. Plötzlich werden sie wach und beginnen zu suchen. Diese Erweckung hat mit der Reife dieser Seele zu tun. Das alles liegt in geistiger Hand. Die Suche wird dann von geistiger Seite gefördert. Wenn wir auf der Suche sind, werden wir zugleich begleitet, und der nächste Schritt auf dem Weg wird uns gezeigt.

Jeder Mensch ist begleitet, ob erwacht oder geistig

noch schlafend. Auch jedes Tier und jede Pflanze, jedes Wesen und jedes kleinste Ding auf dieser Welt hat eine geistige Entsprechung, einen geistigen Schutz und eine geistige Führung. Egal, ob es auf der Suche ist oder nicht.

Wenn wir erweckt werden, lässt uns die Geistige Welt in diesem neuen Zustand nicht im Stich, sondern beginnt, uns Wichtiges zuzuführen, damit unser Weg Erfolg hat und Früchte tragen kann.

Je weiter wir diesen Weg gehen, desto mehr lassen wir uns in eine neue Realität hineinführen. Denn der Weg verändert uns und damit unser Leben. Wir lassen vieles los, wachsen aus vielem heraus und sehen das Leben immer wieder von einer neuen und anderen Seite.

So kommen wir zu uns. Über das Loslassen von alten und schlechten Erfahrungen, Schmerzen, Ungerechtigkeiten, Schocks und anderem. So werden wir frei. Unsere Energie wird frei. Sie ist nicht länger in unserem Körper blockiert. Sie kann wieder fließen. Und je mehr diese Energie fließt, umso mehr werden wir in diesem göttlichen Kern ankommen. Dann sind die Schichten abgebaut, und wir nähern uns der inneren Realität. Für dieses Ziel haben wir lange Zeit gebraucht.

Mit dem Einströmen der neuen höheren Energien aus dem Kosmos im Jahr 1992 hat diese Suche bei vielen Menschen begonnen. Das ist nun gut zwanzig Jahre her. Jetzt stehen wir hier, vor dem wichtigen Übergang des Planeten in die Fünfte Dimension, der im Jahr 2012 stattfindet, und in dieser Zeit wissen wir schon viel mehr, worum es eigentlich geht.

Diese vergangenen zwanzig Jahre waren für viele Menschen eine Vorbereitungszeit für das, was nach 2012 kommen wird. Es war eine Ablösungs- und Transformationszeit, eine Loslassungs- und Erkennungszeit. Ein Weg des innerlichen Wachsens und des Sich-Findens.

Sich selbst leben, sich in den Vordergrund stellen, damit geistiges Wachstum möglich ist. Sich entwickeln, in jeglicher Form und Weise, das ist der Weg.

Dieser Weg bringt Qualitäten hervor, und zwar unsere eigenen, die wir jetzt für uns und die Welt einsetzen können. Wir werden Menschen mit einem neuen Bewusstsein sein, das durch uns fließt, weil wir viele Schichten abgetragen haben, transparent geworden sind und unser wahres Selbst nun durch uns leuchten darf. So können wir Neues auf die Welt bringen.

Das wird in den nächsten zwanzig Jahren sein. Bis nach dieser Zeit noch klarer erkannt werden kann, was für eine Neue Zeit kommen wird und entstehen soll. Wir werden die ersten Samen säen, wir werden die ersten Fundamente für das Neue bauen. Das Neue Zeitalter wird kommen, es ist geistig angezeigt. Und es wird lange dauern, bis es aufgebaut ist. Aber das soll nicht unser Kummer sein, sondern wir dürfen aus unserem wahrem Selbst heraus bereits jetzt Neues gebären, das schon lange gewartet hat. Im wahren Selbst, in unserem inneren Zuhause, gibt es unter anderem auch einen Tempel. In diesem werden wir unsere eigene Religion leben, das heißt, im Inneren das Göttliche spüren und es zum Ausdruck bringen, auf unsere einmalige, eigene Art und Weise, über die

Facetten unseres Seins, über unsere eigenen Qualitäten. So, wie wir es wollen. Das wird die wahre Religion sein. Dort ist Gott dann wirklich zu finden, im inneren Zuhause. Dort ist kein verschleierter Gott und keine übernommene und von Menschen verfärbte Religion, sondern eine reine, echte. Das ICH BIN-Bewusstsein, verbunden mit dem inneren Kern, dem leuchtenden Diamanten.

Ich strahle aus meinem inneren Diamanten
hinaus in die Welt.
ICH BIN in meinem inneren Zuhause angekommen.
ICH BIN, der ICH BIN.

☆☆

Die letzten zwei Essenzen sind Zusatzessenzen. Wir möchten in diesem Buch keinesfalls unseriös wirken, aber diese zwei Energien werden in Zukunft auch an Wichtigkeit gewinnen. Die erste heißt SCHLANKHEIT und die zweite VERJÜNGUNG.

Auf Atlantis haben die Menschen sehr auf ihren Körper und auf die Schönheit geachtet und viel dafür getan.

☆☆☆

18. Essenz – SCHLANKHEIT

Die Intelligenz des Körpers

Was verstehen wir unter natürlichen Schlankheit? Gemeint ist die gesunde Körperform, die uns von Natur aus mitgegeben wurde. Mit allen Gen-Informationen und persönlichen Anlagen. Schlankheit ist eine Frage des Typs.

Als Kind sind die meisten Menschen noch rank und schlank, doch während des Lebens entsteht immer mehr ein gewisses Essverhalten, das unserer ursprünglichen Schlankheit oft nicht guttut. Die Menschen verlieren dadurch ihre natürliche Körperform. Sie werden unförmig. Bei dem einen Menschen geschieht es früher, bei dem anderen später. Einige können ihr Gewicht halten und bleiben schlank.

Wir essen täglich. Aber was essen wir? Diese Frage zu stellen ist wichtig. Denn vieles tun wir im Leben unbewusst, so auch beim Essen. Essen wir vor allem Dinge, auf die wir Lust haben und die uns spontan am meisten beglücken? Oder benutzen wir am liebsten Fertigprodukte, weil das Kochen für uns sonst zu lange dauert? Oder ist unser Auge beim Einkaufen vor allem auf die billigen Nahrungsmittel ausgerichtet? Oder essen wir nur bestimmte Dinge und andere nicht? Ernähren wir uns zu einseitig, aus einer Angst heraus, sonst dick zu werden?

Alle diese möglichen Essverhalten können für uns wichtige Kriterien sein. Aber alle sind auf Dauer nicht gut für unsere Gesundheit.

Wenn wir mit der Essenz SCHLANKHEIT arbeiten, wird uns allmählich bewusst, dass unser Essen auch Nahrung für den Körper sein soll, damit dieser gesund und leistungsfähig bleibt. Er ist im Grunde der Tempel unserer Seele. In unserem Körper haben wir gewisse Depots, für die es wichtig ist, durch eine gesunde und reichhaltige Nahrung immer wieder neu aufgefüllt zu werden.

Mit der Essenz SCHLANKHEIT kommt der Körper zu seinem Recht, wobei dieser Prozess auf subtile Weise abläuft. Der Körper bekommt über die Essenz genügend Kraft, um uns darauf hinzuweisen, was er jetzt, heute, als Nahrung benötigt. Die Intelligenz des Körpers kommt zum Zug. Es kann passieren, dass beim üblichen Einkauf im Supermarkt plötzlich in unserem Korb nicht nur das Gewohnte liegt, sondern neue und gesunde Nahrungsmittel.

Ja, mit dieser Essenz kommt der Körper ins Spiel. Er gibt uns jeden Tag neue Signale, was er braucht und benötigt, um in Schwung zu bleiben. Ist Ihnen auch schon aufgefallen, dass die Lebensmittel, die allgemein als sehr gesund eingestuft werden, wie Gemüse und Früchte, leuchtende Farben besitzen? Unser Körper braucht für seine Gesunderhaltung diese Farben. Wenn wir gesund einkaufen, ist der Inhalt unseres Einkaufkorbs plötzlich ein buntes Allerlei. Dabei sind aber nicht die Farben der Verpackungen vom jeweils Gekauften gemeint, sondern die Ware selbst. Uns fällt dabei zugleich auf, dass die Dickmacher wie Schokolade, Kekse und vieles andere, was sich im Verkaufsangebot befindet, eher unscheinbare Farben haben.

Über die Essenz entsteht ein neues Bewusstsein gegenüber unserem Körper. Wir spüren plötzlich, was er heute für seine Ernährung braucht. Vielleicht braucht er Rot oder Weiß, vielleicht Grün oder Gelb? Er wird es uns beim Einkaufen mit seinen Impulsen signalisieren. Und wenn wir ihm zuhören, werden wir erkennen, was ihm guttut.

Wir benötigen nicht nur für unsere seelische und geistige Gesundheit Farben in Form der Strahlen unserer Meister, nein, unser Körper braucht sie auch! Wir werden staunen, wenn wir ihn gewähren lassen. Sicher ist, wenn er das Richtige von uns bekommt, wird er beginnen, durch die neue Ernährung im Körper einen gesunden Ausgleich zu schaffen. Was wir über die Verwendung der Essenz auch feststellen werden ist, dass sich unsere Körperform zum Vorteil verändern wird – über gesunde und ausgewogene Ernährung.

Wenn wir den Körper gewähren lassen, in sich einen gesunden Ausgleich zu schaffen, harmonisiert sich mit der Zeit in ihm alles, was vorher aus den Fugen geraten war. Und wir staunen, wie sich unser Verhalten gegenüber dem Essen verändert.

Diese Essenz bewirkt auch, dass entstandene Fehlleistungen im Körper, zum Beispiel durch das wiederholte Praktizieren von Extremdiäten, wieder korrigiert werden können, denn durch eine einseitige Kost wird unser Stoffwechsel sehr belastet. Mit der Zeit funktioniert er nicht mehr richtig. Dadurch entstehen Gewichtszunahmen, die nicht normal sind. Auch das wird die Essenz verändern können, denn eine solche Fehlinformation wird im Zellbewusstsein gelagert und kann mit der Essenz transformiert und aufgelöst werden. Auch belastende Erfahrungen können so transformiert werden, wie Diätfehler oder andere negative Informationen, die bereits zu einem Glaubenssatz geworden sind, weil sie schon tausend Mal gedacht wurden, wie zum Beispiel: Ich bin zu dick!

Zurück bleibt eine frei schwingende, mit Licht gefüllte Zelle, befreit von belastenden Informationen. Dadurch kann sie sich wieder an das Echte und Ursprüngliche erinnern.

Die Mode und die Schönheits- und Kosmetikindustrie tun uns auf dem Weg zu unserer Schlankheit keinen wirklichen Gefallen. Heutzutage sind die Models spindeldürr. Obwohl groß gewachsen, tragen sie nur Größe 34. Das ist nicht normal und gesund schon gar nicht. Und doch wird es uns als ein erstrebenswertes Schönheitsideal angepriesen. Bei Titelblättern der Modemagazine, bei Inseraten, Werbungen auf der Straße, von überall her lachen uns Bilder junger und wunderschöner Frauen mit makellosen Körperformen entgegen. Aber eigentlich sind alle zu dünn. Und in Wirklichkeit sehen diese Models wahrscheinlich gar nicht so schön aus, wie sie uns präsentiert werden. Die Fotos werden heutzutage alle am Computer korrigiert oder, besser gesagt, perfektioniert.

Eigentlich wissen wir das alles. Aber unser Unterbewusstsein nimmt diese Informationen auf, was bei vielen Menschen oft ein Unbehagen sich selbst und dem eigenen Äußeren gegenüber auslöst. Diese Bilder tun uns nicht gut.

Die Herausforderung für uns ist dabei sicherlich, uns von diesen Bildern nicht blenden zu lassen. Der bewusste Mensch sollte sich wieder auf sich besinnen, denn nur das, was der Wirklichkeit entspricht, zählt. Nur das hat Bestand. Und die Wirklichkeit ist, dass wir unseren Körper in das jetzige irdische Leben mitgebracht haben, wohlwissend, wie er dann im Großen und Ganzen aussehen wird. Geistig gesehen waren wir mit ihm als Ganzes einverstanden.

Denn die Körperform eines jeden Menschen ist in sich schön. Es gibt unzählige davon, denn jeder Mensch ist in seiner Art einmalig, jeder ist ein eigener Typ Mensch.

Die Herausforderung beim Thema Schlankheit ist, den richtige Grad der Schlankheit herauszufinden und wieder zu erlangen. Das ist das Ziel. Dann fühlt sich unser Körper gut an. Dann sind wir innerlich und äußerlich ausbalanciert und strahlen das aus.

Allerdings kann ein Weg zurück zur Schlankheit ein längerer sein. Therapeuten wissen, dass alles, was mit dem Körper zu tun hat, länger braucht. Der Körper schwingt nicht so schnell wie die Seele. Über die Seele können wir von einem Moment auf den anderen etwas im Leben ändern, der Körper aber braucht bei allem, was ihn betrifft, mehr Zeit. Aber es wird sich lohnen.

Wir sollten uns auch nicht von unmöglichen Diäterfolgen beeinflussen lassen. Drei Kilo in drei Tagen oder fünf Kilo in einer Woche! Das alles ist Illusion, und wir wissen es. So schnell, wie diese Kilos abgenommen werden, sind sie auch wieder drauf, und der Körper hat dadurch wieder erneuten Stress, den er verdauen muss.

Lassen wir es langsam – aber sicher – angehen. Dann müssen wir beim Essen auf fast nichts verzichten und nehmen trotzdem ab. Ein Kilo pro Monat ist realistisch, ohne irgendeine Diät machen zu müssen oder gar zu hungern. Nein, im Gegenteil: Auf diesem natürlichen Weg der Abnahme sollte immer noch Platz sein für etwas kleines Süßes, denn es tut der Seele gut. Wichtig dabei ist, dass wir nach dem Genuss kein schlechtes Gewissen kreieren. Das wäre schade und auch völlig unnötig.

Die Essenz SCHLANKHEIT ist kein Appetitzügler. Das soll auch nicht sein, denn über das Verlangen unseres Körpers, das wir nun registrieren können, erkennen wir, welche Nahrung er jetzt braucht.

Aber wir können über die Essenz plötzlich einen größeren Willen an den Tag legen, also auch einmal bei Verlockungen Nein sagen zugunsten unserer Figur.

ICH BIN schlank.
Schlankheit ist mein natürlicher Zustand.
Ich erfreue mich an gesunder Nahrung.

☆☆☆

19. Essenz – VERJÜNGUNG

Die Jugendlichkeit bewahren

Was bedeutet Verjüngung? Verjüngung geschieht, wenn wir uns jung und vital fühlen. Wenn wir unserer Seele, dem Körper und dem Geist viel Gutes geben.

Das kann durch eine kleine Auszeit sein, die wir uns nehmen, einen Ayurveda- oder Wellnessaufenthalt, eine Saftkur oder gar eine Fastenkur im Frühjahr.

Wenn wir uns solcherart Gutes tun, haben wir Zeit, wieder einmal richtig durchzuatmen. Und das wird uns von seelischen, geistigen oder körperlichen Schlacken befreien und bedeutet eine ganzheitliche Reinigung, und diese bringt Klärung auf allen Ebenen unseres Seins. Und das wiederum bedeutet Befreiung von alten, belastenden Dingen. Automatisch fühlen wir uns danach um etliche Jahre jünger.

Aber auch ein Gegenteil von Verjüngung kann in unser Leben treten. Haben wir Sorgen oder Stress, machen sie uns alt. In diesem Zustand entstehen schneller Falten im Gesicht, besonders dann, wenn der Stress länger andauert. Wir sind angespannt oder bedrückt. Wenn wir aber sorgenfrei leben können, sind wir zugleich auch entspannt. Darum noch einmal: Befreiung von Altem oder Belastendem lässt uns leichter und freier leben.

Wenn wir uns immer wieder Gutes tun, wirkt sich das auf unser Alter aus. Wir fühlen uns dann jünger, als wir sind, auch wenn die inneren Jahresringe nach wie vor vorhanden sind. Das Alter selbst können wir nicht zurückdrehen. Was wir in der Hand haben ist, uns unsere Jugendlichkeit lange Zeit zu bewahren. Und hier ergeben sich für uns weitaus mehr Möglichkeiten, als wir annehmen.

Jugendlichkeit kann erhalten bleiben bis in die reifen Jahre, wenn wir es mit einer gewissen Lebenskunst angehen. Das heißt nicht, dass wir den Illusionswelten, die uns täglich in Sachen Verjüngung angeboten werden, verfallen. Es gibt zigtausend verschiedene „ideale" Schönheitsmittel, die uns Schönheit und Jugendlichkeit versprechen. Die Werbung verspricht viel, hält aber wenig, denn die Produkte werden nur äußerlich angewendet.

Natürlich können wir äußerlich viel für ein gutes und frisches Aussehen tun. Aber in Sachen Verjüngung geht es nicht nur um die Äußerlichkeit, sondern um einiges mehr. Wenn wir innerlich jung bleiben wollen, muss eine Wandlung in unserem Inneren geschehen. Wir müssen unsere innere Quelle, die uns die nötige Spritzigkeit dem Leben gegenüber gibt, wiederfinden.

Wenn wir mit uns zufrieden sind, wenn wir uns gerne mögen, wenn wir stolz sind auf das, was wir sind, im Äußeren und im Inneren, dann strahlen wir das aus, und diese Ausstrahlung hat eine viel größere Wirkung als eines der hochgepriesenen Mittel in der Werbung.

Verjüngung fängt bei uns selbst an, beim Denken und Fühlen. Sind wir uns gegenüber positiv eingestellt, haben wir eine gute Ausstrahlung. Sie ist es, die uns unwiderstehlich macht.

Jede Frau, die zu ihrem Alter steht, ist bewundernswert. Die sich nicht liften lässt und auch kein Botox braucht, sondern mit ihren Jahren einen natürlichen Weg geht. Die zu ihrer Reife steht. Sie will nicht wie eine Zwanzigjährige aussehen und mit diesen jungen Frauen konkurrieren.

Jeder Mensch, Mann oder Frau, der reif ist und seine Reife genießt, wirkt wunderschön, denn er geht mit seiner Zeit und lebt sie aus. Ein Mensch, der sich innerlich wie äußerlich akzeptiert, der sich liebt und sich und seine Mitte gefunden hat – ein solcher Mensch hat das „gewisse Etwas“ und strahlt es in die Welt.

Diese Essenz bietet aber noch mehr: ein Wunder, wenn wir mit ihr arbeiten, denn sie wirkt bis in unser Zellbewusstsein hinein. Dort transformiert sie belastende Energien in den Zellen. Negative Energien, die dort gespeichert und durch unzufriedene Gedanken oder Gefühle sich selbst gegenüber entstanden sind.

Im Zellbewusstsein sind alle Informationen gespeichert, die göttlichen und die menschlichen.

Negative Gedankengänge gegenüber dem Alter werden über diese Essenz in den Zellen weggespült und herausgeputzt. Die Zellen werden frei und bekommen eine neue Leichtigkeit. Sie schwingen vermehrt im Licht, füllen sich mit neuem Licht auf, und das wirkt!

Wir haben es in der Hand, jung zu bleiben. Wir werden nicht jünger an Jahren, aber unsere Jugendlichkeit können wir uns bewahren. Unser Esprit, die Freude und Neugier dem Leben gegenüber wachsen, wenn wir uns gut fühlen. Der noch nicht gesättigte Hunger nach weiteren schönen und reichen Erfahrungen soll gestillt werden. Es wird uns hier auf der Erde so vieles geboten, nehmen wir es an.

Nehmen wir mit vollem Genuss am Leben teil und lieben wir uns so, wie wir sind. Erkennen wir die Fülle und den Reichtum, den wir über unsere Reife bekommen haben und ausstrahlen. So erheben wir uns über die vielen, uns vorgegebenen Ideale der Schönheits- und Modeindustrie. Denn heute wird uns auf allen Gebieten des Lebens von der Werbung eine Mega-Topform serviert, die wir gar nicht erreichen können. Lassen wir uns nicht tyrannisieren davon.

Machen wir Schluss mit diesem unrealistischen Wettbewerb und bleiben wir bei unserer Einzigartigkeit. Bei unserem inneren Reichtum, den wir in die Welt strahlen.

Die Herausforderung ist und bleibt, uns so anzunehmen, wie wir sind. Jede Zeitspanne im Leben hat ihre eigene Qualität. Wenn wir alle durchleben, werden wir innerlich sehr reich sein, und diese Lebenshaltung wird sich mit einer enormen Ausstrahlung auszahlen.

ICH BIN jung.
Jugendlichkeit ist mein normaler Zustand.
Reife und Weisheit strahlen aus mir heraus.

☆☆☆☆☆

Anwendung der Essenzen

Es ist wichtig zu wissen, dass diese feinstofflichen Essenzen ein absolut neutrales Medium darstellen. Sie wirken ganzheitlich, denn sie unterstützen die Seele und öffnen den Geist. Auch passen sie in alle Therapiebereiche, denn sie dienen als Unterstützung auf dem Weg ins Licht.

Bei den Essenzen aus diesem Buch werden das Bewusstsein und unsere Einstellung auf die Bahn des Göttlichen gebracht. Dadurch können wir vermehrt mit dem Göttlichen schwingen und mit dem kosmischen Strom fließen. Das geschieht sanft und ohne die üblichen Transformationsturbulenzen, denn es geht hier nicht mehr um die Auflösung einer Blockade, sondern um eine neue innere Einstellung und eine Ausrichtung auf das Göttliche. Es gibt heutzutage viele reife Seelen, die einen solchen Prozess von ganzem Herzen wünschen.

Die Essenzen sind im gewissen Sinn als geistige Wegweiser und Leitplanken zu verstehen. Auf dem Weg zu uns und ins Licht. Wenn wir mit ihnen arbeiten, werden wir uns neu erleben können. Demut ist allerdings auch hier gefordert, um den Impulsen der Essenzen genügend Folge leisten zu können.

Manches Mal kann uns das eine gewisse Überwindung kosten. Dann ist auf dem Weg ins Licht auch immer wieder Geduld und Vertrauen gefragt und das, was der Kopf sagt, sollte bewusst überhört werden. Oder wir sind herausgefordert, liebgewordene Gewohnheiten zugunsten eines guten kosmischen Verlaufs der Dinge, der jetzt angezeigt ist, zur Seite zu stellen. Und es geht auch hier immer wieder darum, auf die inneren Impulse zu achten, damit die Geistige Welt uns führen kann.

So aber wird ein neuer Freiraum geschaffen, damit das, was kommen soll, in unserem Leben Platz findet.

Die Wirkungen der eingenommenen Essenzen werden uns leichtfallen. Viele Male merken wir nicht, was sie im Inneren tun, weil sie wunderbar aufbauend wirken und der Weg mit ihnen nicht holpert oder schleift. Sie stützen und nähren unseren inneren göttlichen Part. Unser Leben wird immer mehr gesegnet und in Harmonie mit dem Göttlichen sein. Wir werden über das Menschliche hinauswachsen und von neuen Ebenen des Geistes und der Seele her agieren können. Wie selbstverständlich fließt es aus uns heraus, das Wahre und Echte. Die bis dahin gewohnte Haltung dem Leben gegenüber wird sich verändern, indem wir Wert auf anderes und Neues legen. Durch uns selbst werden wir das Leben neu erleben.

Liebe und Frieden mögen sein – und das Wohl aller! So sei es!

☆☆

Bei der Auswahl der Essenzen ist es wichtig, die richtige Ebene der Schwingung zu wählen. Zurzeit sind wir in einer nicht ganz einfachen Übergangsphase. Manchmal befinden wir uns in einer Transformationszeit, und dann wieder gilt es nur noch, den göttlichen Kern in uns weiter zu stärken und aufzubauen. Also können wir eine gewisse Zeit mit diesen neuen göttlichen Essenzen arbeiten, und plötzlich kommen wir an einen Punkt, an dem erneut Transformation zum Thema wird. Um eine anstehende Blockade zu lösen, brauchen wir dann andere Essenzen, zum Beispiel die meines ersten Buches „Kosmische Essenzen".

Wenn wir mit Essenzen arbeiten, ist es wichtig, für unseren Prozess die richtige Schwingungsebene zu treffen. Das ist heute schwieriger geworden, weil die Schwingungen sich sehr schnell erhöhen und zugleich immer noch weitere hinzukommen. Die Schere der Schwingungswelt tut sich immer mehr auf und ergibt eine größere Palette von Stufen, die wir beachten sollten.

Zur besseren Übersicht werden alle vorhandenen Essenzen mit den Stufen der Schwingungsebenen von 1 bis 9 aufgelistet.

Werden die in diesem Buch beschriebenen Essenzen als zu stark empfunden, ist das ein Zeichen, dass man auf Essenzen anderer Stufen zurückgreifen sollte. Aber schaden tun sie keinesfalls, egal, auf welcher Schwingung man sich befindet. Göttliches darf man sich gönnen. Die Strahlen-Essenzen der Meister sind allerdings sehr hoch in ihrer Schwingung. Falls die innerliche Einnahme dieser neuen Essenzen zu stark wirkt, können sie am Puls eingerieben werden. Je transparenter und feinstofflicher der Mensch ist, desto umfassender und tiefer werden diese neuen göttlichen Essenzen wirken.

Generell sollte man nicht nur nach hoch schwingenden Essenzen greifen, das wäre des Guten zu viel. Die richtige

Schwingung heilt am besten und trifft immer ins Schwarze. Mit der richtigen Schwingung kann der eigene Prozess am besten unterstützt werden.

Ein guter Vergleich ist hier die Nahrung. Essen wir nur noch Süßes, könnte sich unser Körper nicht mehr aufbauen und gesund bleiben, da wir ihm die richtige, für ihn nötige Nahrung entziehen würden.

Genauso verhält es sich mit den Essenzen. Die richtige Schwingung heilt. Dabei gilt es immer wieder zu schauen, welche Ebene der Essenzen jetzt ruft, um auf dem Weg weiterzukommen. Auf diese Weise wird schwingungsmäßig das Richtige in unserer Entwicklung abgedeckt. So können wir unseren Prozess fortführen und werden dabei optimal unterstützt.

Viele von uns wissen, wie wertvoll Essenzen sind. Sie haben damit schon viele gute Erfahrungen gemacht und möchten sie in ihrem Leben nicht mehr missen. Für diese Essenzen-Freunde wird nun ein ganzheitliches Sortiment offenbart, in dem sie sich so richtig suhlen dürfen.

Das komplette Essenzen-Sortiment setzt sich zusammen aus den Essenzen des ersten Buches „Kosmische Essenzen – Tore zum göttlichen ICH BIN“ und den Essenzen, die in diesem Buch beschrieben sind (Adressen siehe Bezugsquellen). Die restlichen Essenzen der elf kosmischen Tore werden in einem späteren Buch vorgestellt. Natürlich ist es absolut freigestellt, ob man mit allen Essenzen arbeiten will oder nicht. Es ist genauso gut möglich, nur mit einigen zu arbeiten. Vielleicht spricht auch nur das eine oder andere der Bücher an. Alles ist richtig.

Zusammen stellen sie ein ganzheitliches Repertoire dar, angefangen beim Beginn der ersten Schwingungserhöhungen im Jahr 1992, bis zu ihrer Vollendung im Jahr 2012. Dadurch ist eine Begleitung mit Essenzen durch die ganze Vierte Dimension möglich. Sie stellen eine Brücke von der Dritten zur Fünften Dimension dar und werden für die nächsten zwanzig Jahre Übergangszeit nach dem Jahr 2012 für viele Menschen wichtig werden.

Im Jahr 1992 hat der Essenzen-Segen begonnen, mit Sternenessenzen, Licht-Energieessenzen, Gewürz-Energieessenzen und Meisteressenzen, alle im ersten Buch beschrieben.

Jetzt, kurz vor 2012, bekommen wir erneut Unterstützung durch die Meisteressenzen, um den Gipfel des Aufstiegs auch noch erklimmen zu können.

Hier kommen die zwölf Meister mit ihren göttlichen Strahlen ins Spiel. Sie geben uns ihre Strahlen, damit wir unser wahres Potenzial erkennen und erneut Zugriff darauf haben. Zudem erhöhen sie unsere Energie, sodass wir schnell auf neue Schwingungsebenen gelangen.

Und schließlich gibt uns Jesus Sananda Essenzen, die die Werte des Echten und Wahren in uns bestärken, die im Universum immer Bestand hatten und haben werden. Dieses Göttliche tragen wir in uns. Jesus Sananda zeigt uns die geistigen Werte, die er uns auf seinem Erdenweg vorgelebt hat. Es ist ein Weg ins ICH BIN.

Im dritten Buch kommen dann die Toröffnungs-Essenzen ins Spiel. Zudem wird der Einweihungsweg der elf kosmischen Tore erklärt, aufgezeigt und beschrieben.

Dieser Weg durch die elf Tore wurde schon vor langer Zeit prophezeit. Zum Beispiel ist an der Fassade des Isis-Tempels in Ägypten das Zeichen 11:11 groß eingemeißelt.

Im dritten Buch wird beschrieben, welche Thematiken der verschiedenen Tore durch die Vierte Dimension bei uns noch nicht gelöst sind. Hat man alle elf Tore erfolgreich durchschritten, ist der Weg von der Dritten in die Fünfte Dimension abgeschlossen.

Für spirituell orientierte Menschen bedeuteten die Essenzen des ersten Buches eine Fortsetzung der bekannten Bachblüten, die damals schon gut fünfzig Jahre in Umlauf waren und negative Gemütsstimmungen in positive umwandeln. Viele Erwachsene, Kinder und auch Tiere werden bis heute mit den Bachblüten-Essenzen behandelt.

Es war wichtig, dass durch den Beginn der Vierten Dimension mit den damals plötzlich einsetzenden markanten Schwingungserhöhungen auch spirituellere Essenzen in Umlauf kamen. Diese wurden nicht mehr aus Blüten der Natur gewonnen, sondern waren ein Geschenk des Kosmos als Hilfe, da gleichzeitig aus dem Universum viele neue Schwingungen auf die Erde gesandt wurden, um die Herausforderungen der Vierten Dimension besser annehmen und durchlaufen zu können.

Nun, da der Planet in der Endphase der Vierten Dimension steht und die letzten, allerdings recht hohen Stufen bis zur Fünften Dimension noch auf uns warten, werden die neuen Essenzen uns helfen, den Rest unseres Weges bis hin zur Fünften Dimension auch noch zu schaffen.

Es folgt nun die versprochene Aufstellung der verschiedenen Schwingungsstufen aller Essenzen ab Beginn der Vierten Dimension.

Schwingungsstufe 1	Gewürzessenzen*
Thema	Das Innere Kind, freudvolles Umsetzen
Schwingungsstufe 2	Baumessenzen*
Thema	Erdung auf dem geistigen Weg
Schwingungsstufe 3	Sternenessenzen*
Thema	Geistiges Erwachen und Neuorientierung
Schwingungsstufe 4	Lichtessenzen*
Thema	Beginn des Lichtkörperprozesses
Schwingungsstufe 5	Hohe Lichtessenzen*
Thema	Fortgeschrittener Lichtkörperprozess
Schwingungsstufe 6	Energetische Transformationsessenzen*
Thema	Energetisches Freiwerden
Schwingungsstufe 7	Meisteressenzen*
Thema	Meisterliche Schritte
Schwingungsstufe 8	Göttliche Strahlen-Essenzen der zwölf Meister
Thema	Talente und Fähigkeiten
Schwingungsstufe 5-9	Göttliche Gaben-Essenzen von Jesus SANANDA

Thema	Der Weg ins Licht
Schwingungsstufe 3-9	Toröffnungsessenzen (Im nächsten, dritten Buch)
Thema	Die elf Einweihungsschritte

*Erhältlich nur bei Silvia Mutti.
Adresse siehe Bezugsquellen, Seite 277.

☆☆☆

Austesten

Ein Austesten mittels üblicher Praktiken wie Pendel, Pulsdiagnose usw. ist ratsam, damit die richtige Ebene aus der Vielfalt der Essenzen erfasst und eingesetzt werden kann.

☆☆☆

Anwendung

Es kann mit einer oder auch mit zwei Essenzen gearbeitet werden.

Wichtige Information:

Nur Gewürzessenzen bitte an Kinder abgeben, alle anderen Essenzen sind für Kinder ungeeignet, da sie im Besitz des vollen kosmischen Bewusstseins sind. Ihre Herausforderung auf dieser Welt ist eine andere: ganz auf der Erde anzukommen.

☆☆☆

Zusätzliche Informationen zur Einnahme

Erwachsene ab dem 18. Lebensjahr können mit einer der oben aufgeführten Essenzen arbeiten, außer bei der Stufe 1 – 4. Von diesen Stufen können bedenkenlos zwei Essenzen gleichzeitig genommen werden.

Ebenso ist es hilfreich, zu einer höher schwingenden Essenz (ab Stufe 3) noch eine Gewürzessenz hinzuzunehmen, da diese stabilisierend auf die Entwicklung wirkt. Die Gewürzessenzen integrieren Feinstoffliches gut im Körper. Dadurch bleibt die Entwicklung nicht nur in den feinstofflichen Zentren hängen, sondern kann im Körper verankert werden. Heute sind wir aufgefordert, unsere geistigen Antennen auf „Hohes" einzustellen, um offen zu bleiben, zugleich aber gut geerdet zu sein.

Essenzen wurden bis anhin vor allem oral eingenommen, man kann sie jedoch auch äußerlich anwenden.

Orale Anwendung:

Stufe 1: 2 x 5 Tropfen
Stufe 2: 3 - 4 Tropfen
Stufe 3: 3 - 4 Tropfen
Stufe 4: 3 - 4 Tropfen
Ab Stufe 5: 1 - 3 Tropfen.

Äußerliche Anwendung:

Zweimal täglich einige Tropfen auf den Puls am Handgelenk einmassieren.

Das Arbeiten mit einer Essenz als Kur dauert 6 bis 8 Wochen.

☆☆☆

Tipps zur Umsetzung

Viele von Ihnen, liebe Leserinnen und Leser, haben schon mehrere spirituelle Bücher gelesen. Sie fühlen sich davon sehr angesprochen und spüren, dass das Gelesene auch für sie stimmig ist.

Trotzdem sind Sie vielleicht unsicher, wenn es um ein konkretes Umsetzen des Gelesenen geht. Das Wissen, das Sie sich angeeignet haben, möchten Sie umsetzen, um ins Licht zu kommen und mit den anderen Menschen auf unserem Planeten den Aufstiegsprozess zu machen, der jetzt global auf hohen Touren läuft.

Die aktuelle Frage stellt sich immer wieder: Wie setze ich das Gelesene am besten um? Es ist so viel Himmlisches in diesen Büchern beschrieben, aber viele Menschen wissen trotzdem nicht, wie sie es in ihrem Alltag anwenden sollen.

Für den Weg ins Licht gibt es drei wichtige Themen:

- Altes und Unerlöstes loslassen,
- die eigene Schwingung erhöhen,
- sich von energetischen Blockaden befreien.

☆☆☆

Loslassen/Transformieren

Es ist nicht so einfach, eine Transformation als solches oder das Thema Loslassen zu beschreiben.

Das Allerwichtigste auf unserem Weg ins Licht ist sicher die Erkenntnis, dass das Leben selbst unser bester Lehrmeister ist, denn es bringt uns alles, was wir brauchen. Darum ist es wichtig, möglichst alles im Leben zuzulassen, und das möglichst so, wie es auf uns zukommt. Auf diese Weise lernen wir, dem Leben zu vertrauen und uns im Spiegel unseres Lebens zu erkennen.

Es ist wahrlich so: Das Leben bringt uns alles! Wenn wir uns dem Fluss des Lebens hingeben, gehen unser irdisches Leben und unsere Weiterentwicklung am besten voran. Aber natürlich bringt uns das Leben auch in Situationen, in denen es um unsere Blockaden geht. Das sind die schwierigen Momente. Wenn sich ein Problem im Außen zeigt, haben wir im Grunde ein Problem im Inneren, ganz nach dem kosmischen Prinzip: Wie innen, so außen.

Ist unser Transformationsprozess angelaufen, passiert Folgendes: Immer wenn die Zeit reif ist und wir innerlich die Kraft dazu haben, wird uns das Nächste präsentiert. Etwas, was nun wichtig ist, damit wir im Leben weiterkommen. Das kann eine Situation sein, in der für uns eine neue Tür aufgeht, die eine neue Zukunft bedeutet. Oder plötzlich auftretende Schwierigkeiten. Hat die Seele genug Kraft gesammelt, wird ihr der nächste „Happen“ serviert, egal, ob es zu unserer Freude ist oder nicht. So geschieht Transformation, und ein Weitergehen unseres Weges ist garantiert.

Ausgelöst durch ein äußeres Ereignis, kann es auch vorkommen, dass gefühlsmäßig etwas „hochkommt“. Also erleben wir etwas im Außen, das in uns eine Reaktion auslöst, die Freude oder Glück sein kann. Dann ist es kein Problem, sondern etwas Schönes, und wir sollten es genießen. Es können aber auch alte und unerlöste Emotionen durch ein Ereignis ins Rollen kommen. Wenn dem so ist, sind wir emotional und mental davon betroffen. Arbeiten wir nun nicht daran, bleiben wir an diesem Punkt stecken. Aber unsere Seele möchte, dass wir dieses Problem angehen, denn irgendwo in uns sitzt eine Blockade, die aufgelöst werden will. Wir fühlen uns dann, sei es im Solarplexus oder im Halschakra, im Bauch oder im Herzen, nicht mehr gut. Oder gewisse Ängste steigen auf.

Wenn das geschieht, sollte dieser „Zustand“ angenommen und nicht unterdrückt werden. Denn nur durch die Annahme dieses Zustands kann eine Auflösung erfolgen.

Und das geschieht, indem der Zustand, der sich nun zeigt, zugelassen wird. Das braucht etwas Mut, aber bereits durch dieses Zulassen verändert sich etwas: die Blockade beginnt sich aufzulösen.

Noch einmal: Wenn sich solche unangenehmen Zustände zeigen, ist das oberste Gebot für die Auflösung: Zulassen, egal, was es ist und wie es sich anfühlt. Denn was bis jetzt im Unterbewusstsein geschlummert hat, will nun über die Schwelle des Unbewussten in unser Bewusstsein eintreten. Es sind alte Emotionen, die wir immer mitgetragen haben, aber noch nicht erlösen konnten. Sie sind jetzt dran und werden darum erweckt. Die Zeit ist offenbar reif, dass sie erlöst werden können. Also: Bitte zulassen.

Und was müssen wir sonst noch tun, damit sich die unguten Gefühle vollständig auflösen können? Diesen Gefühlen Raum geben, denn die Lösung einer Blockade läuft über die Emotionen, die sie bei uns auslöst. Also, dort ansetzen. Es gilt, die Emotionen oder diffusen Gefühle nun zuzulassen, auch wenn es einige Tage dauern mag. Sie kommen und gehen. Wir können sie annehmen und still mittragen, auch in unserem normalen Alltag. Möglichst sorgsam und liebevoll tragen wir diesen laufenden Prozess, wie ein Baby, das erst kurz auf der Erde ist. Wenn wir noch aktiv beim Erlösen mithelfen wollen, können wir zusätzlich, immer wenn wir daran denken, in diese diffusen Gefühle hineinatmen, was den Auflösungsprozess beschleunigen wird. Auf diese Art kann Heilung geschehen, wir befreien uns von einer alten Last und fühlen uns leichter und freier.

Verdrängen wir diese Gefühle, gehen sie zurück an ihren alten Ort. Dann haben wir zwar für einen Moment Ruhe, sie sind aber noch da und werden sich zu einem späteren Zeitpunkt wieder zeigen. Aufgeschoben ist nicht aufgehoben, denn sie existieren in uns als unerlöste Blockaden. Und das Leben wird uns immer wieder berühren, im Schönen und im Schwierigen. Je mehr Blockaden aufgelöst sind, desto weniger werden wir Schwieriges im Außen erleben, denn das äußere Leben ist ein Spiegel unseres Inneren. Kann im Inneren alles fließen, fließt automatisch auch alles im äußeren Leben gut. Und das ist sehr wichtig, denn solche unerlösten Blockaden erschweren unseren Weg enorm und sind eine Last, die wir bewusst oder unbewusst mit uns tragen. Ist eine davon gelöst, kommt neuer Fluss in unser Leben.

Eine Lösung geschieht, wenn man in die Blockade hineinatmet. Das ist eine große Hilfe, damit die blockierte Energie neu in Fluss kommen kann. Oft spürt man den Schmerz oder das Blockierte dadurch stärker, aber dafür geht das Auflösen schneller über die Bühne. Durch das Zulassen und das Hineinatmen geschieht automatisch eine Auflösung des bestehenden Zustands. Also ist es wichtig, sich durch seelischen Schmerz oder diffuse Gefühle nicht vom eingeschlagenen Weg abbringen zu lassen, sondern fortzufahren, bis die Blockade gelöst ist. Sie wird so kleiner und kleiner.

Wenn Sie nichts mehr spüren, sind die alten Gefühle aufgearbeitet, und die Blockade ist gelöst. Während solch eines Auflösungsprozesses können Tränen der Trauer fließen, oder es steigen innere Bilder in uns auf. Manchmal solche, bei denen wir nicht glauben wollen, dass sie etwas mit unserem Leben zu tun haben. Aber sie haben es! Sie geben Auskunft darüber, was in unserer Vergangenheit passiert ist, mit realen oder symbolischen Bildern.

Mit der Zeit bekommen wir Routine in dem, was wir tun. Und wenn unser Körper merkt, dass wir ihm helfen wollen und mit ihm arbeiten, hilft er uns auch. Auf seine Art und Weise. Dann zeigen sich die Schmerzen nur, wenn wir auch Zeit haben, mit ihnen zu arbeiten. Zum Beispiel an einem freien Abend, am Wochenende oder in den Ferien. Denn der Körper hat seine eigene Intelligenz.

Die Devise lautet also:

ZULASSEN – HINEINATMEN –LOSLASSEN.

Auf eine gute Schwingung achten

Von 1987 bis 2012 durchläuft unser Planet die Vierte Dimension. Diese Jahre sind eine anhaltend lange Zeit, in der wir herausgefordert sind zu lernen, mit den vielen neuen Schwingungen umzugehen. Das heißt für uns: Energie und Schwingung werden zum großen Thema.

So kann es in dieser Zeit durchaus vorkommen, dass wir etwas erleben, das uns schwingungsmäßig nicht guttut.

Ein Beispiel: Wir besuchen jemanden und fühlen uns danach nicht gut, fühlen uns ausgelaugt und sind extrem müde.

Wenn wir so etwas erleben, waren wir in einer anderen, höheren Schwingungsebene, die von unserer zu stark abgewichen ist und nicht gut für uns war. Der Unterschied zwischen den zwei Schwingungsebenen war zu groß, mit dem Resultat, dass uns Energie abgezogen wurde.

Als Lernprozess sind die Themen der Vierten Dimension zwar nicht die attraktivsten, aber absolut notwendig. Durch solche, eher unangenehmen Situationen können wir wachsen und vieles erkennen. Wir entwickeln ein Gefühl in Bezug auf Schwingung im Außen, denn die Herausforderung ist für uns alle, mit der Zeit in eine höhere Schwingung zu gelangen. Es ist deshalb wichtig, solche Situationen genügend zu beachten, da wir sonst unnötig Energie und Schwingung verlieren. Unser Prozess zur wahren Selbstliebe wird über solche Situationen zusätzlich angeheizt. Sind wir mit uns selbst im Reinen, beginnen wir, Energieverluste, wenn möglich, zu vermeiden.

Mit der Zeit werden wir erkennen, dass wir am liebsten mit Menschen zusammen sind, die auf einer ähnlichen Schwingungsebene sind wie wir. Mit ihnen fühlen wir uns gut.

Das ist auch richtig so, denn wenn schwingungsmäßig zwischen Menschen zu große Unterschiede sind, bewegen sie sich nicht auf derselben Welle. Die Wege gehen dann meist auseinander, denn sie haben sich nicht mehr viel zu sagen. Jeder geht seinen eigenen Weg weiter. Wenn wir uns weiterentwickeln, erleben wir solche Situationen oft.

Heute, wo alles so sehr in Bewegung ist, kann es schnell zu einer solchen Situation kommen, denn manche Menschen gehen schnell ihren Weg, andere langsam, und wieder andere bleiben im Gewohnten, weil es für sie so stimmig ist.

Aber wir treffen auch auf Menschen, die sich auf derselben Schwingung befinden wie wir.

In Gruppen verhält sich das Schwingungsthema etwas anders. Dort kann und darf es etwas variieren. Nicht jeder Teilnehmer der Gruppe muss in derselben Schwingung sein. Es kann befruchtend sein, neben bereits abgeklärten Personen auch eher unerfahrene Teilnehmer in der Gruppe zu haben, die noch nicht genau wissen, welche Spielregeln es auf dem Weg ins Licht gibt. Diese können durch die Mitglieder mit größerer Erfahrung etwas lernen. Die bereits Erfahrenen merken über den gemeinsamen Austausch, wie weit sie den Weg bereits gegangen sind und was an bearbeiteten Themen schon hinter ihnen liegt.

Letztendlich können sich beide Teile über eine solche Begegnung freuen, da sie sich gegenseitig Mut schenken, den Weg weiterzugehen.

Schwingung ist also die große wichtige Thematik der Vierten Dimension. Wir können nicht auf die hohe Schwingungsebene der Fünften Dimension gelangen, wenn wir die Spielregeln der Schwingungswelt nicht genügend verstanden haben. Dann verlieren wir uns in den Fängen von tief schwingender Energien, denn diese beinhalten auch immer negative Energien. Und diese werfen uns zurück und blockieren uns auf unserem weiteren Weg.

Durch die großen Schwingungsinfusionen der kosmischen Tore kamen nicht nur positive Energien auf die Erde, sondern auch viele negative Energien. Jetzt ist es an uns, mit diesen negativen Energien umzugehen. Jeder wird irgendwann irgendwie von ihnen erfasst, denn Licht wirft automatisch auch Schatten. Oder, anders gesagt: Wo Licht ist, ist auch Schatten. Und wo viel Licht ist, ist auch viel Schatten.

Wie können wir nun eine bereits erreichte Schwingungsebene bewahren? Es tut uns gut, wenn in unserem Zuhause eine gute Schwingung aufgebaut ist und auch erhalten bleibt. Das kann erreicht werden, indem das Haus oder die Wohnung regelmäßig geräuchert und/oder geistig gereinigt wird. Geistiges Reinigen kann optimal erfolgen, wenn die Engelwelt, Erzengel Michael oder Jesus Sananda dazu eingeladen werden, bei einer geistigen Reinigung mitzuhelfen. So kommen noch mehr Harmonie und Schwingung in unser Leben.

Auch eine gute und wichtige Übung ist, sich bei der täglichen Dusche geistig vorzustellen, dass wir unter einer Lichtdusche stehen. Das ist herrlich, und vieles fällt so von uns ab, was wir irgendwo unterwegs aufgefangen haben. Durch dieses tägliche Ritual reinigen wir uns und laden uns zusätzlich mit neuer Energie und Licht auf. Auf diese Art kommen wir schneller und einfacher in eine höhere Schwingung.

Nicht alles, was uns im Leben begegnet, tut uns gut. Unser Augenmerk sollte auch nicht nur auf ein bewusstes Leben im materiellen Sektor bezogen sein, wie zum Beispiel eine gute, gesunde Nahrung, ein gesundes Bett oder gesundes Wohnen. All das ist zwar wunderbar, sehr bewusst gelebt und tut uns gut, aber, wie gesagt, auch energetisch sollten wir uns Gutes zuführen, damit wir uns rundum wohlfühlen können.

Wenn wir reine, klare Schwingungen in unser Zuhause bringen, nährt das unsere Seele, und wir bekommen über die positiven Schwingungen einen wachen und klaren Geist. So kommen wir gut voran auf dem Weg ins Licht und verlieren nicht unnötigerweise von unserer guten Energie.

☆☆☆

Energetische Befreiung aus zu engen Banden

Energetisch sind wir längst nicht so frei, wie wir annehmen. Über den von uns begangenen Transformationsweg erkennen wir immer wieder Neues und Wichtiges, das bis dahin verborgen blieb, aber noch aufzulösen gilt.

Genauso verhält es sich mit den nun beschriebenen energetischen Banden. Lange nicht bemerkt, wird auch dieses Thema plötzlich für uns aktuell.

Es gibt gewisse feinstoffliche Bande zwischen zwei Menschen, die nicht sichtbar, aber verbindend sind, oder, besser gesagt, bindend wirken. Diese Bande sind von feinstofflicher Natur, sehen aus wie Nabelschnüre und sind mit den physischen Augen nicht erkennbar. Diese Bande stehen über die Chakren in Verbindung miteinander. Beidseitig ist dabei immer dasselbe Chakra betroffen. Also: Hals zu Hals, Solar zu Solar usw.

Wieso konnten solche energetischen Nabelschnüre entstehen? Sie entstanden durch verschiedene frühere Leben, in denen diese Menschen miteinander gelebt haben. Je tiefer und näher sich diese Menschen standen, umso wahrscheinlicher konnten diese Schnüre „wachsen“. Tiefe Verbindungen zwischen Menschen sind über lange Zeit und viele erneute Treffen auf dem Inkarnationsweg gewachsen.

Dazu soll gesagt sein: Solche Treffen sind grundsätzlich etwas sehr Schönes, und diese Verbindungen sollten geschätzt und beibehalten werden. Heute kommen viele solcher alter Verbindungen wieder neu zustande, was unseren Erdenweg erhellt. Die Verbindungen sollten gepflegt werden, denn sie erfreuen uns tief im Herzen. Es sind Herz-zu-Herz-Verbindungen.

Nun stehen wir in unserem Leben aber oft in Beziehungen, die zwar auch eng sind, aber einen zu bindenden Charakter aufweisen. Dann ist es sinnvoll, sich auf diese energetischen Schnüre zu konzentrieren, denn sie sind immer aus einer Angst heraus, einer Abhängigkeit oder Angst vor dem Verlust des geliebten Menschen entstanden. Oder generell aus Angst vor dem Leben oder dem Alleinsein. Ja, es kann auch die Angst sein, unterzugehen, wenn wir das Leben alleine meistern.

Solche existentiellen Ängste hatten zu einer früheren Zeit auch eine gewisse Berechtigung, denn damals war zwischen Menschen ein starker Zusammenhalt notwendig und angezeigt, damit sie überleben konnten.

Solche Schnüre machen unfrei. Zu einer anderen Zeit machten sie Sinn, um zu überleben und sich gegenseitig am Leben zu erhalten. Aber viele davon sind auch entstanden, weil eine unbewusste große Angst vor dem Leben vorhanden war. Man hat sich so aneinander festgehalten, damit man sich nicht so allein fühlte auf dieser Welt.

Bei diesem energetischen Spiel hat sich der Schwache gerne an einen Stärkeren gehalten, was heute noch so ist. Vielleicht ist es uns nur nicht bewusst. Wir haben heute noch die Tendenz, uns zu stark zu binden. Vielleicht aus einer noch alten Familientradition heraus oder aus zu großer Freundlichkeit und Hilfsbereitschaft.

Diese Nabelschnüre, die in der Vergangenheit entstanden sind, sind heute alle noch da. Viele davon sind in diesem Leben durch ein erneutes Zusammentreffen dieser Menschen reaktiviert worden. Die Schnüre sind von feinstofflicher Natur, und Feinstoffliches nimmt man von Leben zu Leben mit, und diese können nur auf der Erde wieder gelöst werden, weil sie auch hier entstanden sind.

Jetzt, in dieser Zeitqualität, ist es sinnvoll, sie zu lösen. Viele Menschen streben heute eine größere Freiheit an, und es ist nicht mehr nötig, sich so stark zu binden.

Eine solche Bindung geht auf Kosten der eigenen Energie, denn dabei werden unbewusst Energien ausgetauscht oder sogar abgezogen. Hier hat der Schwächere den größeren Profit. Aber nur kurzfristig, denn jeder Mensch muss lernen, auf eigenen Beinen zu stehen.

Um aufsteigen zu können, sollten wir ganz frei werden. Befreiung ist überhaupt ein wichtiges Thema geworden. Wir können uns heutzutage ein Leben in größerer Unabhängigkeit leisten. Damit ist nicht gemeint, dass wir uns von Menschen abkapseln sollen. Nein, wenn wir auf unserem Weg weitergehen, werden wir gleichzeitig zu Menschen geführt, mit denen wir aus dem Herzen heraus verbunden sind. Also werden wir sicher nicht alleine sein auf dieser Welt, auch wenn wir uns energetisch mit dieser Übung abnabeln. Dadurch wird unser Weg frei, und das in solch einem Ausmaß, wie wir es uns kaum vorstellen können.

Endlich können wir dann vollends in die Schöpferkraft gehen, denn wir wissen, dass wir nie wirklich alleine sind, sondern gut geführt und unterstützt von „oben“.

Jeder von uns darf sich so stark befreien, dass er einen genügend großen Raum um sich hat. Wir fühlen uns dann wie ein Stern, der am Himmel steht. Jeder Stern hat einen, ja, *seinen* Platz am Himmel und leuchtet. Er steht in einem gebührenden Abstand zu den anderen Sternen. Dieser Abstand ist wichtig, damit jeder Stern seine Kraft und sein Licht ausstrahlen kann. Und trotzdem ist der Stern mit allen anderen Sternen verbunden, energetisch und feinstofflich. Alle Sterne zusammen lassen das Bild eines großen Sternenmeers entstehen. Man kann genau erspüren, dass jeder Stern zu einem anderen gehört. Zusammen sind sie eine große Familie und ein Vorbild für die Neue Zeit, denn so sollte es auch bei uns werden.

Jeder Mensch sollte für sich stehen dürfen, mit genügend Freiraum, um seinen ihm angestammten Platz zu finden und ihn letztendlich einzunehmen. Das braucht Zeit, erfordert eine Reise zu sich selbst und ein Erkennen seines Weges. Dann ist er am richtigen Platz angekommen, so, wie ein Stern an seinem richtigen Platz steht.

Das können wir nur, wenn wir – wie gesagt – genügend frei sind. Diese energetischen Schnüre zu lösen, sind für eine Befreiung sehr wichtig. Wenn man sie beibehält, machen sie unfrei. Verbindungen werden dann zu Bindungen. Dann sind wir nicht nur verbunden miteinander, sondern zugleich aneinander gebunden. Eine solche Enge in Beziehungen hat im Neuen Zeitalter keinen Bestand mehr. Diese Zeiten sind für immer vorbei. Im kommenden Zeitalter ist jeder Mensch frei, an seinem angestammten Platz, inmitten einer Gruppe von Menschen, die zu ihm gehören. Und er zu ihnen. So, wie die Sterne am Himmel es uns zeigen.

Nachstehend nun eine sehr wirkungsvolle Methode, sich von zu engen, alten Bindungen zu lösen.

☆☆☆

Übung zur Befreiung aus zu engen energetischen Banden

Wir stellen uns geistig vor, dass wir für die Abnabelung den von uns gewünschten Menschen zu uns rufen und bitten ihn, sich vor uns hinzustellen. Dann erläutern wir ihm voller Liebe, aber auch mit klarer Absicht, dass wir uns jetzt energetisch von ihm lösen wollen. Wir erklären ihm, dass es zum Wohl für beide Teile sein wird, diese Befreiung vorzunehmen.

Dann bitten wir die Engel um ihre Hilfe. Wir bekommen von ihnen eine große goldene Schere und platzieren sie an unserer rechten Seite. Dann gehen wir in die Meditation oder die innere Ruhe.

Durch die Ruhe, die nun entsteht, „sehen“ wir, wo Schnüre zwischen uns und unserem Gegenüber sind. Zuerst entdecken wir vielleicht nur eine, dann aber werden uns noch weitere gezeigt.

Wir beginnen nun, mit der goldenen Schere diese Schnüre durchzuschneiden, eine Schnur nach der anderen. Bevor wir das tun, sagen wir zu dem Menschen vor uns:

„Ich liebe dich. In voller Liebe und Respekt werde ich nun diese Schnüre durchschneiden. Es ist zum Wohl für uns beide.“

Dann beginnen wir zu schneiden. Manche Schnüre können wir gut und ohne Probleme durchschneiden, an-

dere weniger gut. Wenn der Schnitt mit der Schere nicht klappen sollte, dürfen wir bei den Engeln um eine goldene Säge bitten. Mit dieser können wir dann auch zähe Schnüre durchtrennen. Die Engel helfen mit und „verarzten" den Schnitt liebevoll. Diese Arbeit dürfen wir ihnen überlassen.

☆☆

Jetzt können wir sehen, wie der Betreffende uns gegenüber auf die Befreiung reagiert. Es gibt Menschen, die sich mit uns über die Befreiung freuen und sich dafür bedanken, dann gibt es andere, die sich dagegen wehren und uns überzeugen wollen, dass diese Schnüre beibehalten werden sollen, oder wir werden mit Worten bedroht oder beschimpft.

Alles kann passieren. Sicher ist, dass wir an den jeweiligen Reaktionen die wahre Verbindung zu diesen Menschen erkennen können und auch den Zweck einer solchen Bindung.

Diese Befreiungsübung dürfen wir mit allen unseren Mitmenschen tun, außer mit Kindern, denn sie brauchen uns auf allen Ebenen ihres Seins. Aber wenn die Menschen in unserem Umfeld erwachsen sind, gib es keinen Grund, diese Übung nicht mit ihnen zu machen.

Mit den Eltern sollten wir diese Befreiung an allererster Stelle tun, weil wir mit ihnen energetisch am stärksten verbunden sind. Hier muss die Übung vielleicht einige Male wiederholt werden. Auch bei anderen, sehr engen Verbindungen sollten wir nach einiger Zeit überprüfen, ob die

Bindung wirklich gelöst ist, denn Schnüre können wieder zusammenwachsen. War die Beziehung sehr eng, kann das durchaus passieren.

Aber auch für eine gute Partnerschaft ist eine solche energetische Befreiung nur von Vorteil. Wir können diese Übung auch mit unseren besten Freunden tun. Es wird immer bei allen Beteiligten ein gelöstes und befreites Grundgefühl daraus entstehen, das für eine wirklich gute Beziehung von hohem Wert ist.

☆☆☆☆☆

Reinigung des Planeten

Die Apokalypse läuft, und das bedeutet: Der Planet wird erneuert. Und da der Planet zugleich auch als Symbol für den Menschen steht, bedeutet es für uns Menschen ebenfalls, dass eine Reinigung ansteht. Mit dieser Reinigung geschieht ein innerer Läuterungsprozess, der den ganzen Menschen betrifft. Daraus erfolgt ein besseres Zusammenspiel von Körper, Geist und Seele.

Der Planet wird sich äußerlich verändern, und so verhält es sich auch bei uns Menschen. Es entsteht ein neues Selbstbild.

Dass wir nun in der vielbesagten Endzeit sind, stimmt. Der Sturm Lothar, der am Ende des Jahres 1999 über das Land fegte, läutete damit das neue, dritte Jahrtausend ein. Es war ein Weckruf für die Menschheit. Einige Jahre später kam der Tsunami. Damals erschallte wieder ein Weckruf, dieses Mal rund um den Globus. Der Tsunami war die definitive Eröffnung einer Neuen Zeit, der erste große Auftakt zu weiteren Ereignissen,– kleinere und größere Katastrophen, die folgten und noch folgen werden. Sie sind zu vergleichen mit einem Dominostein, der weitere Dominosteine anstößt und auf diese Weise eine dauernde Welle in Bewegung setzt. Die Erde steht mitten in ihrem Umwandlungsprozess. Sie reinigt und befreit sich. Ihr Prozess wird sich bis zum Jahr 2012 fortsetzen. Dann ist sie in der Fünften Dimension angekommen.

Man spricht nicht gerne über die Endzeit, doch nun ist sie da. Das alte Bild der Welt verändert sich, und die

Prophezeiungen der Apokalypse treten in Kraft. Wie viel sich davon bewahrheiten wird, steht offen und wird sich noch zeigen.

Für uns ist wichtig zu wissen: Den Reinigungsprozess unserer geliebten Erde werden auch wir vollziehen, denn das Thema Reinigung steht an; bei jedem von uns auf individuelle Weise.

Die Apokalypse erfüllt sich. Keiner weiß, wie stark sie sich umsetzen wird. Es ist auch eine Frage der Zeitqualität. Je mehr Menschen mit der großen Veränderung mitgehen und in die höheren Schwingungen aufsteigen, desto sanfter wird die Reinigung vonstatten gehen. Aber wir sehen heute schon, dass es nicht mehr ohne Geburtswehen geht.

Der Mensch ist nicht so angelegt, sich immerfort weiterzubewegen, vielmehr hat er die Tendenz, an Angenehmem und Gewohntem hängenzubleiben und sich auf seinen Lorbeeren auszuruhen.

Eine Rast darf auch mal sein, wenn etwas im Leben erreicht wurde, aber nicht das ganze Leben lang! In dieser Phase wird mehr von uns verlangt. Unsere Seele weiß darum, denn sie wurde vor ihrer Inkarnation darüber informiert. Viele Menschen sind genau deswegen jetzt hier! Aber sie erinnern sich nicht mehr daran, dass sie sich vor dieser Inkarnation vorgenommen haben, mitzuhelfen, den Planeten in die Fünfte Dimension zu gebären.

Unser Trost ist: Zuerst macht unser Planet den Aufstieg. Er geht den Weg voran und bereitet uns den Weg.

Die Endzeit bedeutet aber nicht, dass nun das Ende

der Welt kommen wird oder sogar ein Untergang. Schon vor dem Jahr 2000 hörte man solche Gerüchte. Und nun, kurz vor dem Jahr 2012, treten sie wieder auf. Nein, die Welt geht nicht unter. Aber es wird eine bedeutende Wende und Veränderung sein, die die Erde und auch jeden Menschen betrifft.

Und darum wird der Begriff Endzeit letztlich zum Ende einer alten Zeit und einer alten Welt, weshalb der Maya-Kalender im Jahr 2012 aufhört. Maya ist auch ein Wort für Illusion. Das ist für uns ein Signal. Illusionen sollen fallen. Schon vor vielen tausend Jahren wurde die heutige „Endzeit" prophezeit.

Sie ist zu vergleichen mit der sehr bedeutenden Zeit, in der Jesus Christus auf Erden weilte. Auch damals hörte eine alte Zeit auf, und man begann, mit einem neuen Kalender die Zeit zu messen. So wird es wieder sein. Dieser neue Kalender tut sich historisch auf, indem das Neue Goldene Zeitalter nach dem Jahr 2012 beginnt.

☆☆☆☆☆

Frei werden für die Fünfte Dimension

Was bedeutet dieses Freiwerden für uns? Wichtig ist: Das persönliche und das kollektive Karma sollen erlöst werden. Dann sind wir frei von unserer Vergangenheit und können in die neue Dimension eintreten. Wenn dies geschehen ist, beginnt das globale Karma, und wir beginnen, die großen göttlichen Pläne auf dem Planeten umzusetzen. Und zwar alle gemeinsam!

Es wird prophezeit, dass Atlantis wieder aufsteigen wird. Das stimmt tatsächlich, aber nicht so, wie wir es uns vielleicht vorstellen. Genau dasselbe gilt, wenn von Jesus Sanandas Wiedergeburt gesprochen wird. Viele glauben, dass er sich erneut als Mensch inkarnieren wird, seine Wiederkehr ist aber eher geistig gemeint.

Atlantis, dieser ehemalige Kontinent, wird sich kaum in seiner Größe vom tiefen Meeresgrund erheben. Aber die Themen und Möglichkeiten von damals sind dabei aufzusteigen, im Innen und im Außen. Geistig und energetisch sind sie wieder da. Das ganze Karma von damals wird jetzt wiederbelebt, im Guten wie im Schwierigen. Dadurch stehen für uns die Möglichkeiten offen, uns in ein wunderbares neues Leben hineinzubefördern, oder eher einen erneuten „Untergang“ zu erleben. Wir haben es in der Hand. Beide Zustände gehören zum Thema Endzeit auf Atlantis und sind miteinander verwoben. Im heutigen Leben können wir neu entscheiden. Das Thema Atlantis läuft. Viele merken es nicht, weil sie ihr Leben nicht in einem Zusammenhang zu damals sehen.

Jeder von uns kann selbst entscheiden, auf welchen Weg er sich begibt. Sicher ist, dass wir eingeladen werden, in die atlantischen Geschichten einzutauchen. Sie stehen vor uns. Es wird ein Knackpunkt werden, und er kommt auf uns zu. Knacken wir ihn, werden wir frei für alles!

Die Vierte Dimension zu durchschreiten ist der wichtigste Weg, der im Moment ansteht. Denn es geht hier um etwas, das nicht gesehen wird, aber trotzdem existiert. Es ist eine feinstoffliche Energiewelt, die immer mehr auf uns zukommt.

Was bedeutet das für unser Leben? Es geht in dieser Vierten Dimension nicht mehr nur darum, unser Bewusstsein auf die Welt der Materie zu richten, sondern auch auf das Thema Energie und Schwingung, was durch die zwanzig Jahre Schwingungserhöhung von 1992 bis 2012 sehr wichtig ist.

Hilfreich ist es, sich folgende Fragen zu stellen:

- In welcher Energie bin ich?
- Welche Energien tun mir gut?
- Welche Energien passen nicht mehr zu meinem Leben?
- Welche energetischen Hilfsmittel helfen mir, weiterzukommen?

Der energetische Hausputz und das Loslassen alter Dinge ist enorm wichtig. Das bedeutet: Plötzlich passen bestimmte Energien nicht mehr in unser Leben. Befreien wir uns also von alten Geschichten, Gegenständen usw., denn alles strahlt eine bestimmte Energie aus. Ein Gegenstand kann äußerlich noch so schön sein, aber er hat auch ein Energiefeld. Passt dieses nicht mehr zu uns, werden uns diese Energien nicht beflügeln, sondern bremsen. Dann sollte man sich davon verabschieden.

Im Laufe dieses Übergangs stellen viele Menschen fest, dass sie immer wieder Neues wollen. Sie kaufen neue Kleider oder neue Möbel, ziehen an neue Orte, beziehen neue Wohnungen.

Oder es entsteht ein neues Umfeld, neue Freunde und/oder neue Partner kommen. Das hat wieder mit den Schwingungserhöhungen zu tun, weil dadurch alles schneller geht, aber auch schneller vergehen kann. Die Schwingungserhöhungen erzeugen Bewegung. Die einen Menschen bewegen sich sehr schnell, andere eher langsam. Plötzlich steht man nicht mehr am selben Punkt. Die Energie, die einmal verbunden hat, ist nicht mehr da. Die Interessen gehen auseinander, und man verliert sich aus den Augen.

Es gibt Menschen, die sich gar nicht bewegen. Wenn wir den Weg gehen, also uns bewegen, dann „reisen“ wir von Ort zu Ort. Auf diesem Weg stößt man auf viel Neues, was im Moment passend ist, seien es materielle Güter, Menschen oder Orte. Das ist eine neue Dynamik auf der Welt, die sich zurzeit überall breitmacht.

Es fällt uns nicht leicht, so vieles loszulassen, aber wenn wir die Vierte Dimension durchqueren wollen, geht es nur so.

Alle möchten in die Fünfte Dimension, denn dort wartet das verheißungsvolle neue Land, in dem alles möglich wird und das wir uns tief im Inneren wünschen. Wenn wir dort angekommen sind, haben wir es geschafft. Aber was haben wir dann geschafft? Zuerst einmal haben wir vieles los- und auch hinter uns gelassen, alles, was nicht mehr stimmig war. Viele Abschiedssituationen mussten wir verkraften. Nun stehen wir da mit dem, was für uns noch immer in Ordnung ist.

Bei der Reise durch die Vierte Dimension absolvieren wir die Aufgaben mehrerer Leben parallel und gleichzeitig und können dadurch in Riesenschritten vorwärtsgehen. So wachsen wir in ein größeres Ich hinein. Das Leben wird uns alles bieten, was wir für diesen Prozess benötigen. Dann aber, wenn diese anspruchsvolle Reise abgeschlossen ist, sind wir frei. Völlig frei auch für die Zukunft. Ein weißes Blatt Papier wartet auf uns, und wir können beginnen, es neu zu beschreiben – mit einem neuen Bewusstsein. Denn über die große Transformation dieser Reise sind wir erneuert worden.

Der große Gewinn, den wir daraus ziehen, wird ein enorm reiches Leben mit einer großen Lebenserfahrung sein. Und endlich wissen wir, wer wir sind, denn auf diesem Weg zeigt sich unser wahres Selbst.

Wir müssen uns damit abfinden: Was im Moment stimmt, kann in einem Jahr wieder vorbei sein. Es sind die Regeln einer Neuen Zeit. Für uns Menschen ist dies eine große Herausforderung, denn wir haben die Tendenz, dort, wo es uns gefällt, ein Nest zu bauen und dieses dann nicht mehr so schnell zu verlassen. Der Mensch sucht Sicherheit und Stabilität, und es ist ihm wichtig, im Gewohnten und Bekannten zu bleiben.

Wenn wir zu einem geistigen Menschen werden, wollen wir auf unserem Weg immer weitergehen. Sobald wir etwas ganz beherrschen und nichts mehr dazulernen können, zieht es uns weiter. Unsere Seele wünscht sich dann die nächste Herausforderung, an der wir weiterwachsen können, sonst wird unser Geist nicht genügend befriedigt und erlahmt.

In der Fünften Dimension wird dem Geistigen ein viel größerer Platz zugeteilt. Ja, wir werden zugleich Mensch und geistiges Wesen sein. Das sind wirklich größere Umwandlungsprozesse, die auf uns warten. Dann aber werden wir in der Lage sein, den vielgepriesenen Himmel auf die Erde zu holen. Wir sind dann eins mit allem, was existiert, und wollen nichts anderes mehr.

Das „alte" Leben ist erledigt, und die volle Freiheit ist da, in der nur noch der Moment zählt. Ein Leben, in dem unsere seelische Entwicklung und das geistige Voranschreiten an erster Stelle stehen.

☆☆☆☆☆

Die Umwandlung der Erde

Wir reden nicht gerne über Katastrophen, und doch geschehen sie. Die eine große Katastrophe, die wir erlebt haben, war der Tsunami 2004. Viel Land wurde plötzlich überflutet, und das Wasser für Tausende von Menschen zum Grab. Die zweite, ebenfalls riesige Katastrophe war das Erdbeben auf Haiti, das erst kürzlich geschehen ist und bei dem ebenfalls viele Menschen gestorben sind.

Es ist wirklich so, dass der Planet sich gebärt. Er gebärt sich in die Schwingung der Fünften Dimension hinein, und das geht nicht ohne Wehen vonstatten. Es rumort innerhalb des Planeten, denn dieser ist von verschiedenen Ebenen her belastet. Die neuen Schwingungen auf diesem Planeten haben ihn in Bewegung gebracht.

Diese Katastrophen bewegen die Menschheit. BEWEGEN. Die Wehen einer Geburt lösen bei uns Mitgefühl aus, und so öffnet sich der Weg ins Herz.

Beim Tsunami war es das Element Wasser, das weite Teile von Land überschwemmte. Wasser in Form einer riesengroßen Welle überrollte die Menschen. Symbolisch ist das eine wichtige Aussage. Denkt daran, dass unser Planet uns den Weg vorausgeht. Wir aber werden dem Weg folgen.

Die symbolische Aussage über diese schreckliche Katastrophe ist: Wir Menschen sind herausgefordert, angestauten Emotionen freien Lauf zu lassen, denn Wasser steht für Emotionen und Gefühle. Also sagt uns der Planet durch diese Katastrophe indirekt: Reinigt euren Emotionalkörper. Alle angestauten Gefühle und Emotionen wollen raus, wollen umgewandelt und transformiert werden.

Heute können wir auf dieses Thema in unserem Leben bereits zurückschauen, um zu sehen, ob diese Reinigung der Emotionen bei uns schon stattgefunden hat.

Das Erdbeben in Haiti – unterdessen sind weitere Erdbeben geschehen – bedeutet für uns Menschen symbolisch etwas anderes. Auch diese Katastrophe hat uns alle betroffen gemacht. Was heißt das für uns, wenn die Erde bebt? Am Boden heftig gerüttelt und geschüttelt wird und Aufgebautes fällt? Wir sind herausgefordert, Altes und vermeintlich Sicheres hinter uns zu lassen und bereit zu sein für Neues. Denn nach dem Beben stand nur noch das da, was genügend stabil war und der Erschütterung standhalten konnte.

Im Inneren unserer Erde sind die Kontinentalplatten in Bewegung, und dadurch ist die Erdoberfläche nicht mehr stabil. Es rumort. Eine tiefere Umwandlung im Inneren des Planeten ist im Gange, eine Bewegung, die dann auch an der Erdoberfläche plötzliche heftige Bewegungen auslösen kann,– in Form von Katastrophen.

Ein sicherlich wichtiger Grund für dieses Rumoren sind die menschlichen Eingriffe verschiedenster Art am Planeten und die vielen Ausbeutungen. Auch Atomversuche sind eine enorme Belastung für unsere Erde, so, wie die unendlich vielen Antennen für die Mobilfunk-Geräte. Hinzu kommen die neuen und riesigen, künstlich gebauten Seen für Staudämme sowie die weltweiten Abholzungen. Das alles macht der Erde schwer zu schaffen.

Nicht zu vergessen das CERN-Projekt in Genf, in dem unterirdisch mit einem riesigen Teilchenbeschleuniger der Urknall nachvollzogen werden soll. Weltweit vernetzt, arbeiten Wissenschaftler gemeinsam an diesem Projekt, das aber in der Erde enorme Erschütterungen auslöst.

Unser Planet ist schon länger aus seiner natürlichen Harmonie gefallen, und das Resultat ist ein verändertes Klima und ein unnatürliches und unruhiges Wetter.

Das sind für die Erde große Belastungen, und sie wehrt sich, denn die Erde ist ein Wesen, so, wie wir Menschen Wesen sind. Tut man ihr Schlechtes, geht es auch den Menschen schlecht, tut man ihr Gutes, kommt es auch den Menschen zugute.

Wir werden lernen, auf positive Weise mit der Erde umzugehen, Das wird uns ein Bedürfnis werden. Leider erst nach diesen Katastrophen. Aber sie sind notwendig, denn genau durch sie wird bei den Menschen weltweit ein neues Bewusstsein erwachen. Zunehmend auf das Jahr 2012 hin werden sich rund um den Planeten die Katastrophen noch weiter häufen. Sie rütteln auf und helfen uns, uns neu zu besinnen und aus alten Gewohnheitsmustern auszusteigen. Denn vieles auf der Erde wird nicht mehr so selbstverständlich funktionieren. Die Natur wehrt sich, und die Erde bekommt ein neues Gesicht. Viele Menschen begreifen nun, dass die Natur stärker ist als sie. Das regt zum Nachdenken an und bringt vieles auf neue Wege.

Ja, die Aufmerksamkeit der Medien weltweit wird nicht wie bisher auf Kriege und Frieden gerichtet sein, sondern mehr und mehr auf die Katastrophen und ihre Opfer. Die

Regierungen haben auch plötzlich keine Gelder mehr, um weitere Kriege führen zu können. Sie brauchen Geld für ihren Wiederaufbau und die leidgeprüften Opfer der verschiedensten Katastrophen. Diese neue Lage verändert das Bewusstsein der Menschen weltweit. Hilfe ist angezeigt, und das bringt uns ins Herz.

Es kommt weder zu einem Weltuntergang, noch zu den prophezeiten Katastrophen. Oder zu Kriegen. Aber es wird ein Sinneswandel beim Menschen stattfinden, mit gewaltigen Veränderungen im Innen und Außen.

☆☆☆☆☆

Worum geht es eigentlich?

Obwohl wir jetzt schon sehr viel über den Weg ins Licht, die Vierte Dimension und den bevorstehenden Aufstieg wissen, bleiben sicher noch viele Fragen offen. Der Geistigen Welt ist es wichtig, dass Sie, liebe Leserin, lieber Leser, möglichst gut verstehen, worum es in dieser Zeit wirklich geht:

In erster Linie um die Evolution der Menschen, nicht um den Planeten. Es geht auch nicht um die Fünfte Dimension. Auch nicht um Gott, um einen Aufstieg oder ums Licht. Das alles ist im Außen zu finden.

Nein, es geht um uns! Nur um uns! Alle Menschen auf diesem Planeten können zurzeit einen Sprung nach vorne machen, viele sogar einen Quantensprung, wenn sie das wollen. Alles ist jetzt so eingerichtet. Hilfe ist da. Die Natur macht mit, der Himmel macht mit, das Universum ist bereit. Aber all das kann für uns nur eine Unterstützung sein.

Die Erde nimmt sowieso ihren weiteren Verlauf, egal, wie wir Menschen uns entscheiden. Alle Unterstützungen, alle gegebenen Kräfte von außerhalb sind dazu da, um es uns leichter zu machen. Aber letztlich geht es um uns, um unser eigenes Wesen, um die Frage, was wir wollen.

Wollen wir weiter wachsen? Wollen wir uns öffnen für das Geistige? Wollen wir zurück in die Einheit? Wollen wir die Vision unserer Seele in diesem Leben noch verwirklichen? Es liegt an uns. Wir können frei entscheiden, ob wir das, was uns jetzt präsentiert wird, wollen. Und wie und wann wir es wollen.

Diese Welt, dieses Sonnensystem, diese Natur, alles wurde eigens für uns erschaffen. Wir sind die Könige, die den Erdenweg beschreiten dürfen. Alles ist für uns entstanden. Für unsere Entwicklung, für unsere Erkenntnis, für unser Verständnis durch Einsicht und Bewusstsein. Alles, was zurzeit im Außen passiert, hat mit uns Menschen zu tun. Der Planet ist da für uns. Er trägt uns, ernährt uns, gibt uns ein Zuhause. Jetzt zieht er uns in eine neue Welt voller Licht und Liebesschwingung hinein.

Aber er ist da für uns Menschen und war es schon immer. Er trägt uns. Mutter Erde. Das Sonnensystem kreist um unsere Erde. Alle Planeten des Sonnensystems sind da für uns. Sie geben Strahlen ab für uns. Auch der Mond. Die Tiere sind da für uns. Sie sind Freunde und Begleiter und halten die Natur im Gleichgewicht. Alles ist da für uns und wurde gegeben, damit wir hier leben, uns wohlfühlen und mit allem versorgt sind, was wir – ganzheitlich gesehen – brauchen.

So lange wir den Erdenweg beschreiten, ist diese Erde unser Zuhause. Ist kein Mensch mehr unterwegs, und sind alle aufgestiegen, hat die Erde den heutigen Sinn verloren.

Die Geistige Welt ist als Führung und Unterstützung an unsere Seite. Aber Gott erwartet von uns nichts. Gar nichts. Er ist einfach nur da – für uns.

Der große Übergang jetzt ist für uns Menschen eine riesige Chance, damit wir zurück in die Einheit gelangen können. Ob wir es tun, ist uns überlassen. Wir können und dürfen frei entscheiden.

Aber für unser Leben auf der Erde brauchen wir, was hier an Natur, Pflanzen und Tieren existiert. Wir brauchen auch die kosmischen Kräfte. Alles, was hier auf der Erde existent ist, wurde eigens für uns erschaffen, damit wir den Inkarnationsweg vom Anfang bis zum Ende hier auf der Erde gehen können. Alles dient uns. Die Erde, der Himmel, die Elemente, alles.

Wir können frei entscheiden. Wir sollten keinesfalls das Gefühl haben, wir müssten den Aufstieg, den Weg ins Licht oder alles andere jetzt tun. Nein, unser Herz wird es entscheiden und wollen! Dann sind wir reif und bereit, einen solchen Weg zu gehen.

In eine neue – wunderbare – Zeit hinein!

Wenn wir diesen Weg gehen, werden wir feststellen, dass der Weg nach innen geht. Auf dem Weg ins Licht werden wir immer wieder merken, dass unser Augenmerk vor allem nach innen gerichtet sein soll. Denn was sich in unserem Außen manifestiert, ist nur ein Ausdruck unseres Innenlebens. Das Innere ist unser wirkliches Zuhause. Dort finden wir uns. Im Inneren sind alle unsere Stärken und Kräfte zu finden. Im Inneren ist unser großes, ewiges Wesen.

Mit den Essenzen dieses Buches wird uns dies wieder neu bewusst. Mit ihnen können wir auf eine leichtere Art Zugang zu unserem Inneren finden und den Weg beschreiten.

Jetzt ist die Zeit, in der wir in eine größere Selbstbestimmung und Selbstverantwortung hineinwachsen können. Wenn wir an uns glauben, auch an unsere Stärken, haben wir die Möglichkeit, uns zu verwirklichen. Dann verschwindet der alte, lähmende Zweifel zugunsten eines größeren Glaubens. Der Glaube an uns und an die göttliche Führung. So schaffen wir es, über die Runden, die uns noch bevorstehen, zu kommen.

Glauben wir an unsere Kraft, unsere Größe und Einmaligkeit, steht uns das Tor zum Himmel weit offen. Dieses Mal wird das Licht siegen. Durch jeden Menschen, der dem Licht einen Schritt entgegengeht, macht er das Licht größer, stärker und mächtiger.

Das Göttliche freut sich über jeden, der den Weg ins Licht geht.

Was aber passiert mit den Menschen, die diesen Weg nicht gehen wollen?

Auch bei ihnen geschieht Evolution. Eine, die sie selbst bestimmen. Auch das Tempo ihrer Entwicklung liegt ganz in ihrer Hand. Jeder Mensch hat somit die absolute Freiheit, was er tut und was nicht. Evolution geschieht immer.

Aber: Nicht alle Seelen, die jetzt auf dem Erdenweg unterwegs sind, haben zur gleichen Zeit mit ihrer Inkarnationsreise begonnen. Nicht alle Seelen sind gleichzeitig auf der Erde inkarniert. Es gab drei Wellen. Die alten Seelen gehören zu der ersten Welle. Sie sind schon am längsten auf dem Weg. Die Zeit ist nun reif, in der diese Welle zurück in die Einheit will. Diese Seelen haben genügend Erfahrungen gesammelt.

Die zweite Welle verbindet sich nun vermehrt mit der ersten Welle. Sie ist noch nicht so lange unterwegs. Um von den alten Seelen zu lernen und geführt zu werden, schließen sie sich nun vermehrt der ersten Welle an.

Sie haben noch viel Frische und Elan und auch oft spritzige Ideen. Diese neuen und zum Teil auch verrückten Ideen wiederum kommen der ersten Welle zugute. Zusammen geben sie ein gutes Gespann. Die erfrischenden, unkonventionellen und ungewöhnlichen Ideen lösen bei den Menschen der ersten Welle oft Staunen und Begeisterung aus.

Die Seelen der dritten Welle sind noch jünger und haben noch viel vor sich. Träume und Wünsche sollen bei ihnen noch in Erfüllung gehen. Das braucht genügend Zeit und weitere Inkarnationen. Die Menschen der dritten Welle sind voller Lebensfreude, Neugier und Lebensdrang. Ihre Entwicklung auf der Erde hat vor nicht allzu langer Zeit begonnen. Sie wollen noch weitere Erfahrungen machen. Der Weg zurück in die Einheit oder der anstehende Aufstieg ist für diese Seelen (noch) kein Thema.

Es wäre für sie verfrüht, jetzt aufzusteigen.

Die drei Wellen ergänzen sich hier auf der Erde vorzüglich. Wenn wir Menschen das erkennen, kann auch hier ein wichtiger Kreis geschlossen werden. Das Ende verbindet sich dann erneut mit dem Anfang. Die einen kommen, die anderen gehen.

Die dritte Welle bringt sehr viele, noch echte Werte auf die Welt. Zum Beispiel das Wissen, dass die Familie etwas Heiliges ist. Oder die wahre Freude an der Natur, weil sie als ein Wunder der Schöpfung anerkannt wird. Und sie bringt die verschiedensten Traditionen mit, die den Menschen Sicherheit und viel Freude und Zusammenhalt schenken. Sie glauben an Gott, weil sie ihn noch nicht vergessen haben. Die Menschen der dritten Welle verjüngen mit ihren frischen Energien die zweite und erste Welle. Durch ihre Lebensfreude, die Lebenslust und die Echtheit, die in ihrer Einfachheit liegt.

Vergleichbar ist dies mit den drei Generationenzeiten, die ein Mensch während seines Lebens durchläuft. Die erste Welle wären dann die Großeltern dieser Welt, die zweite Welle die Eltern und die dritte Welle die Kinder.

Genauso ist Gottes Plan angelegt. Im Kleinen und im Großen. Die Evolution geht immer weiter, und alles wandelt sich. Und alles hat seine Zeit.

Dieser Aufstieg steht auf dem göttlichen Plan. So, wie wir in uns einen Seelenplan tragen, lebt auch das Göttliche nach einem Evolutionsplan. Bei diesem Aufstieg geht es um uns Menschen, um nichts anderes.

Ein Teil der Menschen ist im Inneren so weit entwickelt, dass sie aufsteigen möchten. Es wird Zeit für sie, dass etwas Neues beginnen kann. Sie sind geistig so entwickelt, dass es für sie als Nächstes wichtig werden wird, ein Leben auf der Erde zu haben, das dem göttlichen Leben näherkommt und ihm angeglichen wird.

Wenn das geschieht, geht für diese Menschen ein riesengroßes neues Tor auf. Dann gilt es für sie, ihr wahres Wesen zu leben, ihr Geistiges nach außen zu tragen und auf diese Weise mitzuhelfen, das Neue aufzubauen und alle Visionen umzusetzen.

Auf der Erde schlägt sich alles nieder, was der Mensch macht. Wir haben die Natur in der Hand, wir haben die Tiere in der Hand. Wir haben die Ressourcen dieser Erde in der Hand. Wir sind die Könige!

Und wir müssen gar nichts, auch wenn die große Wende 2012 jetzt immer näher rückt. Erst dann, wenn wir das Gefühl haben, etwas Neues muss kommen und mit der Welt und uns geschehen, dann ist die Zeit reif. Und wenn wir wissen, dass wir uns lange genug in einer vorwiegend materiellen Welt gesuhlt haben und den „Hunger“ mit der jetzigen, bald vergehenden Welt stillen konnten. Dann sucht unsere Seele eine neue Herausforderung. Dann ist es für uns Zeit, weiterzugehen.

Es gibt sehr vieles zu erleben auf dieser Erde. Es gibt auch sehr vieles zu erfahren. Darum dürfen wir unseren Erfahrungs- und Lernweg so lange hinziehen, wie wir wollen. Es liegt wirklich ganz in unserer Hand, wie wir mit unserem Leben umgehen. Und dieses Bewusstsein soll nun von jedem Menschen verinnerlicht werden, denn das ist die Wahrheit aus göttlicher Sicht.

Wenn wir wieder zurück in die Einheit gehen wollen, tun wir das freiwillig,– denn es ist der Wunsch unseres Herzens.

Lieben wir unser Leben!
Lieben wir unsere Erde!
Lieben wir die Natur!
Lieben wir die Tiere!

Erleben wir die Einzigartigkeit und Einmaligkeit unseres Planeten! Unser Planet ist das äußere Bild unseres inneren Wesens – wie außen, so innen.

Jesus Christus hat uns seinerzeit folgende Worte mit auf den Weg gegeben: „ICH BIN das Leben“, und meinte damit: Du gehst den Weg, wenn du lebst. Wenn du alles, was dir widerfährt, durchlebst. Wenn du dich über das Leben beleben lässt und am Schluss das Gefühl hast, wirklich gelebt zu haben.

„ICH BIN das Licht“: Du kommst ins Licht, wenn du dem Licht folgst. Du kommst in das Bewusstsein ICH BIN, wenn du den Weg ins Licht gehst.

„ICH BIN die Wahrheit“: Die Wahrheit ist der rote Faden auf dem Weg. Nur wenn du wahr wirst, findest du zu deinem wahren Wesen.

Jetzt ist es so weit: Im Neuen Zeitalter werden wir im Herzen miteinander verbunden sein. Das Herz wird das große Instrument sein, aus dem wir leben wollen und werden. Und es wird großartig werden. Freuen wir uns darauf!

Machen wir den Aufstieg ins Herz! Dann ist die Verbindung wieder da mit allem, was existiert: Mit Unten, mit Oben, mit Innen, mit Außen. Mit allem. Dann sind wir in der Einheit angekommen und wieder ganz verbunden mit dem Göttlichen.

Wenn wir dem göttlichen Plan vertrauen, wird alles gut!

☆☆☆☆☆

Wieso Aufstieg ins Herz?

Wir stehen vor dem Jahr 2012. Ein Aufstieg ist prophezeit. Wie auch immer dieser Aufstieg sein wird, es ist ein Aufstieg ins Herz. Wir steigen auf in unsere wahre Mitte und kommen zu dem, was wirklich zählt: die Liebe! Ein neues Bewusstsein erwacht. Ein Bewusstsein, verbunden mit dem Herzen. Mitgefühl, Toleranz und Freiheit werden aus diesem Herzen fließen. Ein Herz ist immer frei. Ein Herz ist tolerant. Und ein Herz hat Mitgefühl.

Steigen wir auf ins Herz. Die Aufgestiegenen Meisterinnen und Meister und Jesus Sananda helfen uns dabei. Sie alle zusammen bilden eine Gruppe, Zwölf an der Zahl. Jeder von ihnen ist ein voll entfaltetes Wesen und großartig in seiner Einzigartigkeit. Und trotzdem bilden sie zusammen ein Herz. Sie alle tragen in sich das Bewusstsein eines großen Herzens.

Dieses neue Bewusstsein kommt nun auf die Erde. In Form von Essenzen, Informationen, Strahlen, die uns helfen, uns in das Bewusstsein des Herzens emporzuschwingen.

Im Herzen ist unser wahrer Platz. Dort fühlt sich unsere Seele wohl, denn dort sind wir zu Hause.

Für immer!

Bezugsquellen

Für Deutschland und Österreich

Blaue Lichtburg
Seminare und Vertrieb
In der Steubach 1
57614 Woldert/Ww.
Tel.: 02684 - 97 848 10
Fax: 02684 - 97 848 20
infovertrieb@blaue-lichtburg.de
www.blaue-lichtburg.de

Für die Schweiz

Silvia Mutti
Postfach 6612
CH-6000 Luzern 6
www.goettliche-essenzen.net

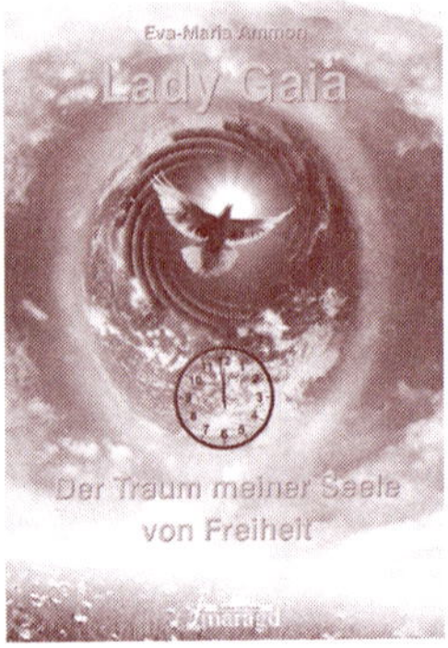

Eva-Maria Ammon

Lady Gaia –
Der Traum meiner Seele von Freiheit

272 Seiten, gebunden, mit Leseband

ISBN 978-3-941363-49-6

Im Angesicht zunehmender Naturkatastrophen wird ein Ausruf immer lauter. „Mutter Erde wehrt oder rächt sich." Ist das tatsächlich so? Was geschieht wirklich auf unserer Erde, und woher kommen die Naturkatastrophen, die immer mehr „Opfer" fordern? Lassen wir Gaia, die Seele unserer Mutter Erde, selbst zu Wort kommen.

Gaia betont sehr deutlich: Es ist später als 2 Minuten vor 12. Doch was bedeutet dies im Tanz der Ewigkeiten? Es ist an der Zeit, aktiv zu werden für unser aller Lebensraum, den wir Erde nennen. Wegschauen war gestern. Hinschauen ist heute. Erkennen, Erfahren, Erwachen, Handeln.

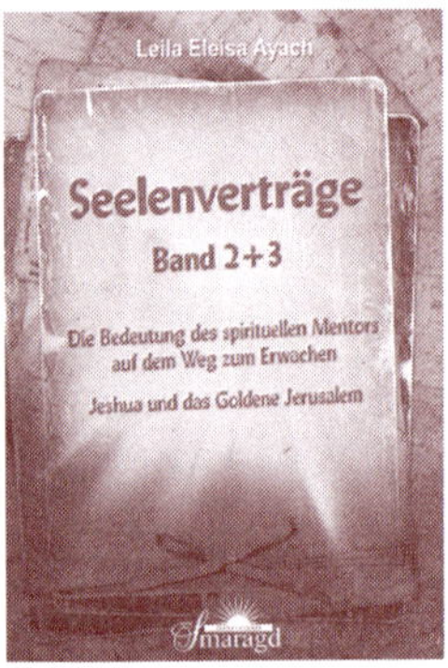

Leila Eleisa Ayach

Seelenverträge – Band 2 und 3
Die Bedeutung des spirituellen Mentors auf dem Weg zum Erwachen
Jeshua und das Goldene Jerusalem

168 Seiten, A5, broschiert

ISBN 978-3-941363-44-1

Die Bedeutung des spirituellen Mentors auf dem Weg zum Erwachen

„Dieses Mal habt ihr Hilfe in Form eines menschlichen Mentors, der vor euch den Weg gegangen ist und um die Tücken und Herausforderungen des spirituellen Wegs, die Läuterungsprozesse und um die Dunkelheit weiß, über die der Schleier des Vergessens bisher lag. Er begegnet euch zur rechten Zeit, wie es verabredet war, und er hilft euch zu erkennen, was Wirklichkeit und was Dualität ist."

Jeshua und das Goldene Jerusalem

„Die Menschheit tritt ein in das Zeitalter des Goldenen Jerusalems, das symbolisch für den göttlich erwachten Menschen auf Erden steht. Es ist die Rückkehr des Menschen ins Paradies, in den Garten Eden. An dem Tag, an dem eine bestimmte Anzahl von Menschen weltweit erwacht ist, ist Lady Gaia geheilt. An diesem Tag habt ihr eine neue Erde und einen neuen Himmel."

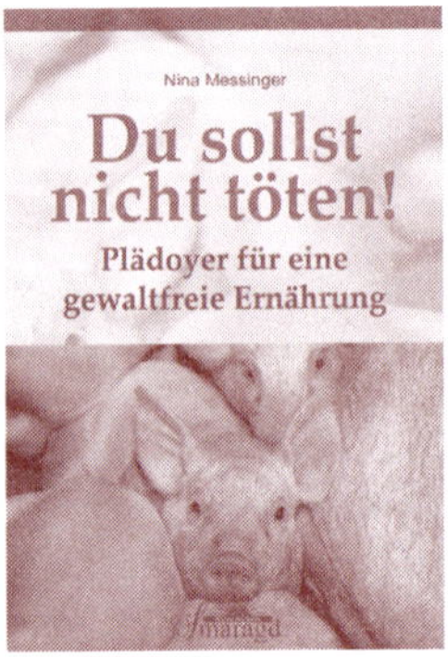

Nina Messinger

Du sollst nicht töten!

Plädoyer für eine gewaltfreie Ernährung

272 Seiten, A 5, broschiert

ISBN 978-3-941363-47-2

Mit zahlreichen farbigen Abbildungen

Dieses Buch macht dem Leser bewusst, wie wichtig eine natürliche pflanzliche Ernährung für die Gesundheit von Körper, Geist und Seele ist.
Die Autorin vermittelt eindrucksvoll die Auswirkungen des Fleischkonsums und die Vorzüge der vegetarischen Ernährung für unseren Körper, unsere Psyche, unser Bewusstsein, unsere sportliche Leistungsfähigkeit, die Umwelt, die Welternährungssituation, die Tiere sowie den inneren und äußeren Frieden.
Ausführliche Interviews mit und Statements von bekannten Ernährungswissenschaftlern, Ärzten, Theologen, spirituellen Lehrern und anderen Experten befreien den Vegetarismus von den gängigen Vorurteilen und ermöglichen es, ihn als Ausdrucksform einer gesunden und friedvollen Lebensweise zu begreifen.
Kurt Tepperwein schrieb das Vorwort zu diesem Buch.

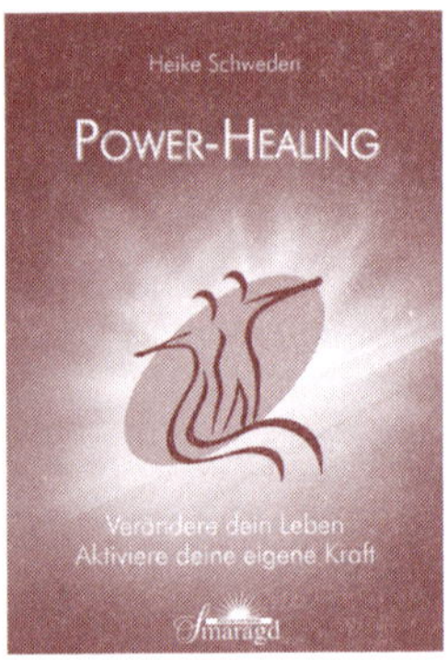

Heike Schweden

POWER-HEALING

Verändere dein Leben

Aktiviere deine eigene Kraft

376 Seiten, A5, gebunden, mit Leseband

ISBN 978-3-941363-50-2

Mit zahlreichen vierfarbigen Abbildungen

POWER-HEALING ist eine Selbstheilungsmethode, die unser Bewusstsein und unsere emotionale Wahrnehmungsfähigkeit erweitert, indem wir unsere Herzensenergie aktivieren und dadurch unsere eigene schöpferische Kraft neu erleben.
POWER-HEALING kann jeder leicht und schnell erlernen. Diese Methode ist ohne Vorkenntnisse möglich und so einfach wie Einschlafen, Aufwachen, Spielen, Musizieren, Malen, usw.
Wir lernen, auf verschiedenen Ebenen zu arbeiten, und können so für uns und andere Menschen jede körperliche und mentale Blockade auflösen und Selbstheilungskräfte aktivieren.
Mit zahlreichen vierfarbigen Abbildungen.